これで安心！

入院・介護のお金

知らないと損する48のこと

畠中雅子、新美昌也 著

技術評論社

※ 本書は2018年5月の情報をもとに作成しております。本書発行後に法改正やサービス変更などが行われる場合もあります。また、本書の内容を運用した結果につきましては、著者および技術評論社は責任を負いかねます。あらかじめご了承ください。

はじめに

　ファイナンシャル・プランナーとしてお金に関わる仕事をしていると、
「老後資金はいくらあれば足りますか？」
「貯金が3,000万円くらいはないと、老後を乗り切れませんよね？」
などと聞かれる機会がとても多くなっています。
　雑誌などでも、老後資金をテーマにした企画がたびたび特集されるなど、『人生100年時代』とも言われる現在は、「長生きリスクにどのように備えるか」が、老後生活における優先順位の高いテーマになっているわけです。

　人生100年時代を生き抜くためには、老後資金の必要額といった総論だけに注目するのではなく、健康問題、住まいの問題、相続問題、子ども達への資金援助の問題など、個別のさまざまな問題に目を向けていく必要があります。その際、気にして欲しいのは「健康寿命を終えてからの生活費の変化」。
　手術が必要な病気にかかったり、要介護状態になるなど、自分の意思ではコントロールしづらいお金がかかり始めてからの生活にかかる費用です。健康寿命を失ってからの平均年数は、男性で8〜9年、女性で12〜13年くらい残されています。
　健康であれば、節約の努力も可能です。いっぽう、通院が長期にわたったり、入退院を繰り返したり。要介護認定を受けて、人の手を借りないと生活が成り立たなくなると、節約にも限界がおとずれます。

さらに介護状態になった方は、病気での治療も併用して行っているケースが多く、医療費と介護費は同時にかかる性格の資金であることも知っておく必要があるでしょう。

　また入院が必要な病気にかかったり、要介護認定を受けると、ライフプランが大きく変化する現実があります。ライフプランが変化したときに、自分が持っている老後資金の範囲で乗り切るためにも、できれば病気や介護に直面する前に、関連する制度の基本を理解する努力が求められます。制度の基本を理解することは、支出を抑えられるような知識を身に着けることにもつながるからです。

　そのような考えを背景にして、本書では入院したり、介護が必要になった場合に備えられる知識をまとめてみました。万が一のことが起こったときに慌てて調べるのではなく、「健康なうちに制度を理解しておくこと＝知識武装すること」は、老後に備える確かな方法と言えるはずです。

　最後に。技術評論社の佐藤民子さんには、本書の発売にあたり、大変お世話になりました。原稿入稿が予定通りに進まない私をやさしく見守ってくださいました。

　また、本書が完成できたのは、第1章以降を執筆してくださったファイナンシャル・プランナーの新美昌也さんの力によるものが大きくなっています。両名のお力がなければ、本として発売できなかったかもしれません。心より感謝いたします。ありがとうございました。

2018年3月
ファイナンシャル・プランナー　畠中雅子

これで安心！入院・介護のお金　知らないと損する48のこと………**目次**

はじめに　3

序章　入院や介護の費用は「老後資金の一部」として準備する　8

第1章　医療保険制度と医療にかかるお金　19

- 知っ得 **1**　生涯にかかる医療費は平均2,700万円！ ── 20
- 知っ得 **2**　窓口負担の割合は年齢や所得で異なる ── 24
- 知っ得 **3**　職業や年齢で公的医療保険が異なる ── 25
- 知っ得 **4**　退職後の公的医療保険は保険料負担や保障内容で検討しよう ── 29
- 知っ得 **5**　入院時には、医療費とは別に食事代や雑費もかかる ── 31
- 知っ得 **6**　保険診療と併用できる保険外診療がある ── 34
- 知っ得 **7**　先進医療は保険外だが保険診療と併用できる場合も ── 35
- 知っ得 **8**　差額ベッドも保険外 ── 37

●プラスワン・アドバイス　39

第2章　医療にかかるお金の負担を軽くする　41

- 知っ得 **9**　最低限おさえておきたい医療費節約のポイント ── 42
- 知っ得 **10**　支払った医療費を払い戻してもらえる高額療養費制度 ── 46
- 知っ得 **11**　難病等で受けられる医療費の助成がある ── 52
- 知っ得 **12**　確定申告で税金（所得税）が戻る医療費控除 ── 54
- 知っ得 **13**　病気やケガで働けなくなったら傷病手当金を申請 ── 59
- 知っ得 **14**　海外で治療を受けた場合にお金が戻ることも ── 62
- 知っ得 **15**　民間医療保険で入院の長期化に備える ── 64
- 知っ得 **16**　がんや心筋梗塞など特定の病気に備える民間医療保険 ── 70

●プラスワン・アドバイス　73

第3章 介護保険制度を上手に利用する　75

- 知っ得17　介護の相談はまず、地域包括支援センターへ　——　76
- 知っ得18　40〜64歳では介護保険のサービスを利用できない場合もある　80
- 知っ得19　介護保険の保険料は住むところや所得で変わる　——　82
- 知っ得20　介護保険サービスを利用するには要介護認定が必要　——　87
- 知っ得21　快適介護生活はケアマネ次第　——　96
- ◉プラスワン・アドバイス　98

第4章 在宅と施設での介護サービスにかかるお金　101

- 知っ得22　10年以上在宅介護が続くと600万円を超える介護費用が！　——　102
- 知っ得23　要介護度によって利用できるサービスはさまざま　——　104
- 知っ得24　介護保険でのサービス利用金額には上限がある　——　108
- 知っ得25　所得によって、介護サービスの自己負担割合が異なる　——　110
- 知っ得26　[自宅に訪問してもらうサービス]でかかるお金　——　112
- 知っ得27　[自宅から通って利用するサービス]でかかるお金　——　118
- 知っ得28　[短期間施設に泊まるサービス]でかかるお金　——　121
- 知っ得29　[生活環境を整えるサービス]でかかるお金　——　124
- 知っ得30　市区町村や民間の介護サービスを利用する　——　130
- 知っ得31　介護が必要になっても利用できる高齢者向け住まい　——　134
- 知っ得32　介護保険の施設で暮らすときのお金　——　137
- 知っ得33　サービス付き高齢者向け住宅と有料老人ホームはどちらが良いのか　——　143
- 知っ得34　知らないでは済まされない有料老人ホームのお金　——　148
- ◉プラスワン・アドバイス　151

第5章 介護にかかるお金の負担を軽くする 153

- 知っ得35 サービス費を払い戻してもらえる高額介護(予防)サービス費 —154
- 知っ得36 医療と介護の費用が高額になったら
  高額医療・高額介護合算療養費制度 —156
- 知っ得37 サービス費の支払いを軽くできる場合もある —158
- 知っ得38 介護サービスでも確定申告の医療費控除の対象となるものがある —160
- 知っ得39 バリアフリーリフォームで減税 —163
- 知っ得40 介護で仕事を辞めないために会社の制度を調べておく —165
- 知っ得41 介護休業と介護休暇、介護休業給付を活用する —167
- ◉プラスワン・アドバイス 171

第6章 介護費用のねん出のしかた&財産の守りかた 173

- 知っ得42 民間介護保険で介護のお金に備える —174
- 知っ得43 民間介護保険はこう選ぶ —178
- 知っ得44 自宅を活用して介護資金をねん出する —184
- 知っ得45 判断力が衰えたら日常生活自立支援事業 —189
- 知っ得46 悪質商法などの被害にあった場合は専用窓口へ —191
- 知っ得47 高齢者の財産管理には、成年後見制度を利用する —193
- 知っ得48 民事信託を活用する —199
- ◉プラスワン・アドバイス 202

おわりに 204
キーワード索引 206

序章

入院や介護の費用は「老後資金の一部」として準備する

●老後資金の必要額は、「年間の赤字額」から算出できる

　本書は、入院や介護にかかるお金について説明するのをおもな目的としていますが、入院費用などの説明に入る前に、老後資金の必要額の計算方法をご紹介したいと思います。「はじめに」でも触れた通り、老後資金の必要額は、多くの方の関心事だからです。

●備える前に必要額を知る

　実際のところ、医療費や介護費用に備えるにも、まずはベースとなる老後資金の必要額を知る必要があります。貯められそうな老後資金額によって、入院の際に差額ベッド代のかかる部屋を選択できるか、介護での住み替え時に入居一時金はどのくらい払えそうかなど、医療や介護での選択が変わることが少なくないからです。

●赤字額が違えば必要額も異なる

　ところで、老後資金の目標額としては、さまざまな金額が挙げられていますが、「年金生活時の年間の赤字額」をベースに考えるのが現実的です。家計調査などの数字をもとにしても、個々人の生活に沿った金額を算出するのは無理だからです。

　実際に計算してみると、年間の赤字額が30万円のご家庭と60万円のご家庭では、必要になる老後資金額には2倍くらいの差が生じます。年金年額が同じだとしても、年間の赤字額が違えば、必要となる老後

資金額は異なるわけです。

● **必要年数を長めに考えて見積もる**

　もうひとつの重要なポイントは、老後資金の必要年数を何年に設定するのが正しいのかということ。老後は何年かを考えるにあたり、"平均寿命"という物差しはありますが、平均寿命をそのまま用いるのは年数が短かいでしょう。資金面から寿命を考えた場合、「長寿はリスク」になるため、長めに考えたほうが安全だと思います。

　そこで老後の年数は、平均寿命よりも少し長めの年数で考えます。具体的には、男性の場合は90歳くらい、女性では95歳くらいまで生きると仮定して、老後資金の必要年数を見積もることをおすすめします。

◉ 年間の赤字額の影響が、 1,000万円単位に及ぶことも

　ここからは、具体的な老後資金の必要額を考えていきましょう。

　年間の赤字額に、老後の必要年数を掛けてみます。たとえば、老後の期間が30年あるご夫婦がいるとします。このご夫婦の年金生活の年間の赤字が30万円だとすると、30年分の赤字の総額は900万円になります。

　900万円と言われると、意外に少ない金額で済むと思われるかもしれません。しかし、年間の赤字が60万円になると、同じ30年分でも1,800万円が赤字の補てんで消える計算になります。さらに、年間の赤字が100万円になるなら、それだけで赤字の総額は3,000万円にもなります。

　老後の年数は長いため、1年間の赤字の影響は、1,000万円単位に及ぶことがおわかりいただけるのではないでしょうか。

◯ 老後に必要な資金の額を計算する

 年間の赤字額を見積もる

老後の月々の赤字額×12か月分＋1年分の特別支出額
＝1年間の赤字

◯特別支出の例
・固定資産税や自動車税などの各種税金
・家の修繕費　　・レジャー費用
・冠婚葬祭費　　・孫へのお祝いや援助費用
・お墓の管理料　・入院費など

　月の赤字の12か月分をつかむには、家計簿をつけている場合は、家計簿上の各月の赤字を12か月分、足していくのが確実です。家計簿をつけていなかったり、つけていても集計が不完全で、年間の赤字額がわからない場合は、次ページのような「貯金簿」をつけてみてはいかがでしょうか。

　3か月に1度、預金や運用資産、保険などの「残高」をチェックしていく記録帳で、私自身が、資産の推移をチェックするために、20年以上前から利用している記録簿のようなものです。預金通帳を見たり、運用商品はネット上で過去の記録を調べることで、1年前の残高と、現在の残高を比較することも可能です。

　仮に1年間、家計簿をつけなくても、「年間の赤字額」がわかります。わずかとはいえ、預金の利息、あるいは運用の増減なども加味された残高の推移になりますので、かなり正確な金額がつかめます。

🔽 貯金簿の例

金融商品・貯蓄性のある保険など				○○年3月	○○年6月	○○年9月	○○年12月
預金	夫	A 銀行	普通				
			定期				
		B 銀行	普通				
			定期				
	妻	C 銀行	普通				
			定期				
小計							
保険	夫	D 生命	養老保険				
	妻	E 生命	個人年金保険				
小計							
運用商品	夫	F 証券	株式				
	夫	G 証券	投資信託				
	妻	H 証券	投資信託				
小計							
その他商品	夫	F 証券	確定拠出年金				
	妻	I 証券	個人向け国債				
小計							
貯蓄合計							
貯蓄増減							
住宅ローン残高							
住宅ローン増減							
その他ローン残高							
その他ローン増減							

老後資金の必要年数を計算する

男性 90 歳、女性 95 歳 ― 65 歳（あるいは現在の年齢）
＝必要年数

夫婦の場合は、一般的に長寿となる妻のほうで計算する

 老後資金の必要額を計算する

年間の赤字額×必要年数＋介護に備えるお金
＝老後資金として貯めたいお金

●**老後資金の計算例**
・夫 65 歳の時点で、妻が 62 歳の夫婦（必要年数は 33 年）

年間の赤字額は 30 万円、医療や介護に備える予備資金を 500 万円とした場合
　30 万円× 33 年＋ 500 万円＝ 1,490 万円

上記の夫婦で、年間の赤字が 60 万円の場合
　60 万円× 33 年＋ 500 万円＝ 2,480 万円

●月の赤字の12か月分より、特別支出の1年分のほうが多いのが年金生活の実態

　ここでの見積金額は、リタイアして年金生活に入る時点で、最低でも貯めておきたい老後資金額です。実際に計算してみると、「意外に少なくて済む」と思われた方と、「やっぱりこのくらいは必要なんだ」と落ち込んだ方がいらっしゃることでしょう。

　老後資金額を計算する際、気をつけるべきは特別支出額。計算するにあたって、「年間60万円もの赤字は出ないと思う」と感じる方もいるはずですが、それは月の赤字にしか着目していないからかもしれません。

　年間の赤字というのは、月々の赤字の12か月分ではありません。月々の赤字の12か月分に、1年分の「特別支出」を足した金額が年間の赤字額です。年金暮らしの方の生活ぶりを拝見していると、月々の赤字の12か月分よりも、特別支出の1年分のほうが多いご家庭は珍しくないことを感じます。

●特別支出は1年のどこかで必要になるお金

　特別支出とは、固定資産税や自動車税などの各種税金、車検代などの車にかかるお金、冠婚葬祭費、レジャー費、家の修繕費用など、毎月かかるわけではないけれど、1年のどこかで、必要になるお金です。

　家の修繕費用は毎年必要にはならないかもしれませんが、かかるときは100万円単位のまとまった金額になるケースが一般的です。交通の便の悪い地域にお住いの方は、一家に1台ではなく、1人1台の車を保有されているケースも多いでしょう。車の保有コストは、1台で年間平均10～30万円くらいはかかっているはずです。

◉ 特別支出のまとめ表

	支出内容	金額		支出内容	金額
1月			7月		
2月			8月		
3月			9月		
4月			10月		
5月			11月		
6月			12月		
	半年分の合計額	円	半年分の合計額		円

1年間の合計額

◆ 特別支出のまとめ表（記入例）

	支出内容	金額		支出内容	金額
1月			7月	温泉旅行	8万円
2月	義父の米寿祝い （貯蓄の取り崩し）	10万円	8月	固定資産税 （積立準備金より）	4万円
3月	エアコンの買い替え 2台分 （貯蓄の取り崩し）	15万円？	9月	車検費用 （特別支出用貯蓄より）	20万円
4月	自動車保険料 （特別支出用貯蓄より） 長男大学学費 （前期）	4万円 70万円	10月	固定資産税 （特別支出用貯蓄より） 長男大学学費（後期） やったー！ 最後の支払い！	4万円 50万円
5月	自動車税 （特別支出用貯蓄より）	3万円	11月		
6月	固定資産税 （特別支出用貯蓄から）	4万円	12月	固定資産税 （特別支出用貯蓄より）	4万円
	半年分の合計額	106万円		半年分の合計額	90万円

1年間の合計額　　196万円

◉ボーナスで補填はできない

　現役時代は、ボーナスで特別支出をまかなってきたご家庭も多く、ねん出するのに苦労してこなかったことも、管理が甘くなりがちな要因として挙げられます。言い方を変えてみると、特別支出は「かくれ支出」のようなもの。ボーナスがなくなる年金時代は、特別支出がそのまま年間の赤字額として累積されてしまう怖さがあるわけです。

◉特別支出の管理が甘いと老後資金が減っていく

　特別支出の管理が甘いと、ボディブローのようにジワジワと、老後資金を減らしてしまいますし、自分の心づもりよりも早く、老後資金が減っていきます。

　老後資金が底を突かないようにコントロールしていくためにも、まずはP.15の例を参考に現在かかっている特別支出について、きちんと書き出してみてください。その中から、年金暮らしのときにも残る特別支出額はいくらくらいか。特別支出の中から削ったり、減らせそうなものはないのかを検討していく作業も必要になるでしょう。

◉老後資金が十分なら、　医療費や介護費用を取り分ける

　年間の赤字から赤字の総額がつかめたら、リタイア時に貯められそうな貯蓄額と比べてみます。貯蓄額のほうが多ければ、今のペースで貯蓄を続けていけばよいことになります。

●医療費と介護費は300〜500万位取り分けたい

　次は、医療費や介護費用として、どのくらい予備費を取っておけるかを検討します。

　できれば、医療費と介護費用については、300〜500万円くらいを

予備費として取り分けたいところです。入院したとしても、いきなり100万円単位のお金が必要になるわけではありませんが、老後資金が減るペースは速くなりますので、「身体のための特別支出」のような位置づけで、年間の赤字総額にプラスして見積もるのが望ましいでしょう。

必要額まで貯められそうもないときは

見積もりをしてみたところ、必要額まで老後資金を貯められそうにない場合は、医療費や介護費用を減らすのではなく、月々の生活費や特別支出の見直しを検討してみてください。特に月の赤字が3万円を超えるようであれば、家計費の見直しは欠かせません。

●運用するなら、リスクを取り過ぎない方法で

老後資金が必要額に届きそうにない場合、節約方法を考える前に、運用などで殖やすことを考える人も多いですが、すでに50代に入られていて、老後資金の不足を感じていたら、積極的な運用は避けたほうが無難。iDeCoやつみたてNISAのような、リスクを取りすぎず、利益を目指せる方法に留めるのをおすすめします。50代以降での運用の失敗を取り戻すのは難しいからです。

次章からは、医療制度、介護制度で知っておきたい知識をご紹介していきます。

第1章

医療保険制度と医療にかかるお金

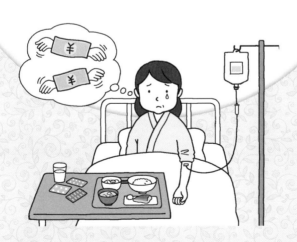

知っ得 1 生涯にかかる医療費は平均2,700万円！

厚生労働省『生涯医療費の推計値』によると、1人の人が一生涯に必要となる医療費は2,700万円です。

●高齢になるほど、医療費は増える

グラフに示された年齢別の1人あたりの医療費をみると、50代後半ぐらいから医療費が高騰します。特に70歳以降の医療費が大きく、70歳以上で生涯医療費の50%を占めます。

⬇ 生涯医療費（男女計　2015年度推計）

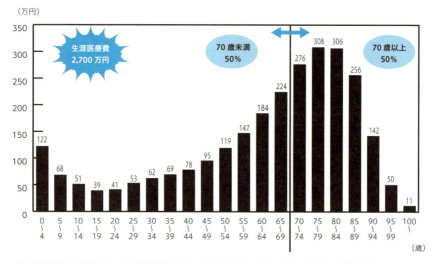

(注) 平成27年度の年齢階級別1人あたり国民医療費をもとに、平成27年完全生命表による定常人口を適用して推計したもの。

出典：厚生労働省による生涯医療費の推計値（平成27年度、男女計）

生涯にかかる医療費は平均 2,700 万円！

知っ得 1

　高齢になると入院日数が長期化し医療費も多くかかります。厚生労働省の患者調査（2014年）によると、平均在院日数は病気全体で31.9日となっています。なお、約6割が10日以内の短期入院です。年齢別では、35歳〜64歳までの方は24.4日、65歳以上は41.7日となっています。

● おもな傷病別平均入院日数と医療費

傷病名	平均入院日数	1日あたりの医療費	1入院費用
脳梗塞	22.3日	67,503円	1,507,537円
乳がん	10.1日	71,204円	718,590円
肺がん	13.0日	57,744円	748,269円
大腿骨頸部骨折	26.1日	77,839円	2,032,373円
糖尿病	16.8日	39,097円	658,696円
肺炎	14.5日	43,052円	625,616円
喘息	7.4日	45,253円	336,241円
急性心筋梗塞	13.6日	134,198円	1,821,890円

出典：(公社)全日本病院協会　平成29年度医療の質の評価公表等推進事業　医療費(重症度別、平成29年7月〜9月)https://ajha.or.jp/hms/qualityhealthcare/pdf/2017/07-09/h29b_outcome_09a.pdf および、平均在院日数(疾患別)【第2四半期】https://ajha.or.jp/hms/qualityhealthcare/pdf/2017/07-09/h29b_outcome_06a.pdf

※ 事業参加42病院の平均。医療費は自己負担額ではなく医療費総額を示す。

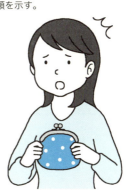

●全額支払うわけではない

　生涯医療費2,700万円に驚かれたかもしれませんが、公的医療保険により、病院の窓口での支払いは1～3割で済みます（→P.24）。

　さらに、自己負担についても限度額を超えた部分は「高額療養費」（→P.46）として後日、払い戻されますので、実際に支払う医療費はさほど高額にはなりません。

●入院では、医療費以外の出費も侮れない

　ただし、医療費以外に、入院する際の保証金、入院中の差額ベッド代、食事代等の一部負担、家族の交通費、入院中の衣類などの日用品等の雑費、先進医療の技術料などは高額療養費の対象外ですので、全額自己負担になります（→P.31～38）。

> ●入院で医療費以外にかかる費用（全額自己負担）
> ・入院する際の保証金（退院時に医療費の支払いに充当される）
> ・入院中の差額ベッド代
> ・食事代等の一部負担
> ・家族の交通費
> ・入院中の衣類などの日用品等の雑費
> ・先進医療の技術料（先進医療保障があれば、保険から支払われる）

生涯にかかる医療費は平均2,700万円!

●収入減への備えや所得控除も考えよう

　入院が長引くと出費も大きくなりますので、貯蓄だけで備えるのが不安な方は民間の医療保険を検討しましょう(→P.64)。

　また、長期入院となると、収入が減る可能性があります。病気やケガで仕事を休んだときは、健康保険から「傷病手当金」(→P.59)が支給されます。国民健康保険加入者の自営業者らには支給されないので、所得補償保険や就業不能保険などで備えましょう。

　さらに、医療費などは一定額を「医療費控除」として、所得から差し引くことができ、所得税・住民税の負担を軽減できます(→P.54)。忘れずに確定申告しましょう。

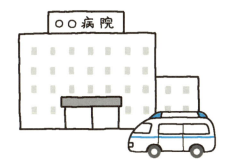

第1章　医療保険制度と医療にかかるお金

窓口負担の割合は年齢や所得で異なる

病院等で保険証を提示して診療を受けると、窓口で支払う金額（一部負担金）は、かかった医療費の1～3割です。年齢や収入で異なります。

● 医療機関で受診した場合の一部負担金

負担割合は、小学校入学前の未就学児は2割、小学生～69歳は3割、70歳以上は年齢と所得により1～3割です。多くの自治体では、小学校（または中学校）以下の子どもの一部負担金に補助があります。

⬇70歳以上の自己負担割合

区分	70歳～74歳		75歳以上（一定の障害状態にある65～74歳の人を含む）
		昭和19年4月1日以前生まれの人	
一般	2割	1割	1割
現役並み所得者※	3割	3割	3割
住民税非課税者（低所得世帯）	2割	1割	1割

※ 世帯内に課税所得145万円以上の方がいる場合です。被用者保険加入者の場合は、標準報酬月額が28万円以上。ただし、ひとり暮らしで年収383万円未満、2人世帯で年収520万円未満であれば申請により「一般」に区分が変更されます。

知っ得 3 職業や年齢で公的医療保険が異なる

すべての国民は、原則、医療保険制度への加入が義務づけられています（国民皆保険）。ケガや病気などに際して、受診する医療機関を自由に選べ、保険証を提示すれば、医療費の1割～3割の負担で高度の治療を受けることができます。

職業や年齢によって加入する公的医療保険が異なる

公的医療保険は、会社員等が加入する被用者保険と、自営業者などが加入する国民健康保険、75歳以上の方が加入する後期高齢者医療制度に大別されます。

被用者保険は職業によっていくつかの種類があり、会社員が加入する健康保険、公務員が加入する共済組合などに分かれています。被用者保険の保険料は原則労使折半です。

75歳以上は、一律、後期高齢者医療制度の対象となります。なお、65～74歳で一定の障害を持つ方も、申請により後期高齢者医療制度に加入することができます。

● 法定給付以外に独自給付があるところも

健康保険組合や共済組合によっては、法定給付の上乗せとして独自の給付（付加給付）があります。調べてみましょう。

🔽 公的医療保険制度

種類		保険者	加入対象者
被用者保険 (会社員、公務員)	健康保険	健康保険組合 (健保組合)	おもに大企業の会社員とその家族
		全国健康保険協会 (協会けんぽ)	中小企業の会社員とその家族
	共済組合	国家公務員 共済組合	国家公務員とその家族
		地方公務員等 共済組合	地方公務員等とその家族
		日本私立学校 振興・共済事業団	私学教職員とその家族
国民健康保険 (自営業など)	市町村 国保	市区町村 ＋都道府県	自営業者、無職など
	職域国保	国民健康保険組合	特定の職種の自営業者等で組織される組合の組合員とその家族
後期高齢者医療制度 (75歳以上の人すべて)		後期高齢者医療広域連合	75歳以上（一定の障害状態にある65～74歳の方を含む）

●家族の保険料はどうなる？

●被用者保険の場合、扶養家族の条件がある

　会社員などの被扶養者（扶養家族）は保険料を納める必要はありません。扶養家族になれるのは、被用者保険の場合、年間収入が130万円（60歳以上や障害者は180万円）未満で、被保険者（本人）の収入の原則2分の1未満などの条件があります。ただし、年収が130万円（60歳以上や障害者は180万円）未満であっても、パートなどで働いていて健康保険の被保険者となった方は、扶養家族になることはできません。

職業や年齢で公的医療保険が異なる 知っ得 3

● **被扶養者（扶養家族）の条件**
・年間収入が130万円（60歳以上や障害者は180万円）未満
・被保険者（本人）の収入の原則2分の1未満

※ 年収が130万円（60歳以上や障害者は180万円）未満でも、健康保険被保険者の場合は扶養家族になれません。

● **国民健康保険、後期高齢者医療制度には扶養家族はない**

　自営業者などが加入する国民健康保険は、世帯年収、世帯人数等により保険料(税)が異なります。世帯年収や家族人数が多いと保険料も多くなります。被用者保険と異なり「被扶養者(扶養家族)」という考え方はありません。

　なお、退職理由が解雇などの非自発的失業者には、保険料の軽減措置があります。対象者の前年の給与所得を30/100として計算します。

　後期高齢者医療制度は、加入が個人単位になっていますので、1人ひとりが被保険者として保険料を支払います。これまで保険料を納めていない元被扶養者は、所得割はかからず、均等割額が軽減されます。

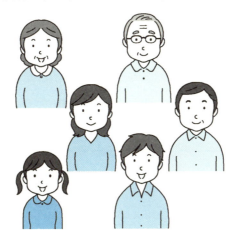

第1章　医療保険制度と医療にかかるお金

column 国民健康保険料を滞納するとどうなる？

　国民健康保険（国保）料を滞納したらどうなるか、大まかな流れを見てみましょう。

　災害その他の事情がないのに督促や納税相談等に応じようとせず連絡もなく長い間納めないでいると、通常の保険証の代わりに、有効期限が6か月などの「短期保険証」が交付されます。

●1年以上滞納した場合

　滞納期間が1年を超えると、保険証を返し、代わりに「資格証明書」が交付されます。資格証明書が交付されると、医療機関にかかった際に、医療費の全額を自己負担することになります。申請すると、7割〜9割相当が特別療養費として給付されます。

●1年6か月以上滞納した場合

　滞納が1年半を過ぎたら、国保の給付（葬祭費・高額療養費等）が全部または一部、差し止めになる場合があります。さらに、滞納が続くと最終的には財産の差し押さえ等の滞納処分になります。

　介護保険料や後期高齢者医療制度の保険料の滞納もおおむね同様の扱いになっています。

　保険料の支払いが負担になりそうだったら、早めに市区町村の国保の窓口に相談しましょう。

知っ得 4 退職後の公的医療保険は保険料負担や保障内容で検討しよう

会社員等が定年や結婚で退職したあとに、加入する公的医療保険の選択肢は3つあります。

●退職後の公的医療保険には、3つの選択肢がある

会社員などが退職後に加入する公的医療保険は、①任意継続被保険者になるか、②国民健康保険の被保険者になるか、③被用者保険の被扶養者になるかを自分で選びます。選択にあたっては、保険料の負担や保障内容をよく比較検討したうえで決めましょう。

●退職後の公的医療保険の選択肢
①任意継続被保険者
②国民健康保険の被保険者
③被用者保険の被扶養者

なお、特定健康保険組合の被保険者だった方は、「特例退職被保険者」として、引き続きその組合に加入できる場合があります。

●任意継続被保険者と国民健康保険、どちらが得？

任意継続被保険者とは、それまでに加入していた健康保険組合などに引き続き加入するものです。保険料は全額自己負担になりますので、在職中の保険料の2倍になります。ただし、保険料の上限があり、協会けんぽでは、標準報酬月額が28万円を超える場合は28万円の標準報酬月額により計算した保険料になります。健康保険組合により、上限の保険料が異なりますので調べてみましょう。

また、国民健康保険料の2018年度の上限額は、医療分58万円、後

期高齢者支援金分19万円、介護分16万円の計93万円です。

　国民健康保険の保険料は市区町村によって大きく異なります。国民健康保険と任意継続のどちらが得かは、具体的に計算しないとわかりません。それぞれの窓口に連絡して計算してもらいましょう。判断に時間がかかるようでしたら、とりあえず任意継続をおすすめします。あとで国民健康保険に切り替えることができます。逆はできません。

⬇ 退職後の公的医療保険制度の特徴

	①任意継続 被保険者	②国民健康保険の 被保険者	③被用者保険の 被扶養者
内容	在職中に加入していた健保組合などに引き続き加入	①または③に加入しない場合に加入	子どもや配偶者が加入する健保組合などに加入
ポイント	退職するまでに継続して2か月以上加入、退職後20日以内に手続き	退職後、14日以内に市区町村の窓口で手続き	被扶養者該当から5日以内に手続き。被扶養者には年収条件などがある
加入期間	退職後2年間。期間経過後は②か③へ	75歳まで	75歳まで
保険料	全額自己負担。被扶養者の保険料は不要	前年の世帯年収や世帯人数などで計算	保険料は不要

知っ得 5　入院時には、医療費とは別に食事代や雑費もかかる

入院時には医療費とは別に食事代等の一部負担、日用品代等の雑費がかかります。医療費以外は全額自己負担です。

● 入院したときの食事代

入院したときの食事代（入院時食事療養費）や65歳以上の方が療養病床（急性期の治療を終え、長期間の療養が必要な方向けの病床）でかかった食事代・居住費（入院時生活療養費）も公的医療保険から支給されますが、一部負担があります。

なお、住民税非課税者は、標準負担額認定証を医療機関に提示すると、入院時の食事代の窓口負担額が軽減されます。

⬇ 入院時食事療養費の標準負担額（1食につき）

所得区分	70歳未満	70歳以上
一般	460円	
低所得者Ⅰ※1	過去12か月の入院日数： 91日未満 210円 91日以上 160円	過去12か月の入院日数： 91日未満 210円 91日以上 160円
低所得者Ⅱ※2		100円

※1　住民税非課税世帯。
※2　住民税非課税世帯に属し、かつ所得が一定基準に満たない人。
※　指定難病患者等は1食につき260円です。

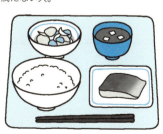

🔽 入院時生活療養費の標準負担額

所得区分		食費	居住費
一般	生活療養Ⅰ[※3]	1食 460 円	1日 370 円
	生活療養Ⅱ[※3]	1食 420 円	
低所得者Ⅰ[※1]		1食 210 円	
低所得者Ⅱ[※2]		1食 130 円	

※1 住民税非課税世帯。
※2 住民税非課税世帯に属し、かつ所得が一定基準に満たない人。
※3 管理栄養士等により栄養管理が行われているなど一定の要件を満たす医療機関の場合は生活療養Ⅰ、それ以外は生活療養Ⅱ。

● 意外にかかる入院雑費

　入院の際には保証金（5万円～15万円程度、退院時に清算）、入院中は日用雑貨費（寝具、衣類、洗面用具等）、通信費（電話代等）、文化費（新聞代、テレビカード代等）等の入院雑費がかかります。

● さまざまな徴収費用のルール

　入院中、医療機関から管理料、共益費、雑費などの名目で費用を徴収され、トラブルになるケースがあります。そこで、厚労省では、医療機関が患者に実費を徴収して良いケースと徴収してはいけないケースを示しています[※4]。たとえば、「お世話料」「施設管理料」「雑費」等のあいまいな項目での費用徴収は認められていません。不明な点は病院側によく確認しましょう。

※4 「療養の給付と直接関係ないサービス等の取扱いについて」最終改正；平成 20 年 9 月 30 日 保医発第 0930007 号。

入院時には、医療費とは別に食事代や雑費もかかる

●預かり金徴収のルール

入院時や松葉杖等の貸与の際に、医療機関から預り金を徴収される場合があります。先の厚労省の通知では、医療機関が、お金を預かるにあたり、患者側への十分な情報提供、同意の確認や内容、金額、精算方法等の明示などの適正な手続きを確保すること、とされています。

●費用に納得できない場合は

納得がいかない費用は、病院や診療所の指導・監督業務を行っている厚生局に相談しましょう。すでに支払った費用でも取り戻せる場合があります。

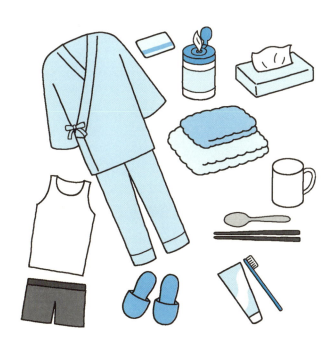

知っ得 6 保険診療と併用できる保険外診療がある

公的医療保険では、保険診療と保険外診療の併用は原則、禁止されています。しかし、例外的に併用が認められるケースとして先進医療などがあります。

●保険外併用療養費

　公的医療保険では、保険が適用されない保険外診療を受けると、保険が適用される診療も含めて、医療費の全額が自己負担となります（混合診療禁止の原則）。

　しかし、先進医療や差額ベッドなどは、例外的に保険診療との併用が認められています（保険外併用療養費制度）。この場合、保険外診療の部分のみ全額自己負担となります。

▼ 保険外併用療養費が適用される場合
（総医療費100万円で先進医療分が20万円、窓口負担3割の例）

① 20万円（10割） 患者の全額自己負担	先進医療部分 ＝20万円
② 56万円（7割） 各健康保険から給付	診察・検査・投薬・注射・入院料等、一般治療と共通する部分（保険給付分）＝80万円
③ 24万円（3割） 患者の一部負担金	

総医療費＝100万円（先進医療分を含む全療養部分）

患者の負担金は ①20万円＋③24万円＝44万円

知っ得 7 　先進医療は保険外だが保険診療と併用できる場合も

保険診療と保険外診療は併用できないのが原則ですが、先進医療は例外的に併用が認められています。

● 先進医療

　先進医療は厚生労働省が承認した先進性の高い医療技術です。審査期間は3〜6か月です。厚生労働大臣が定める先進医療の技術料は公的医療保険の対象外ですので、全額自己負担になります。その他の診察料、検査料、投薬料、入院料などの費用は、一般の保険診療と同様に扱われ、公的医療保険が適用されます（左頁の図）。

● 患者申出療養

　患者申出療養は、2016年4月から始まった新たな保険外併用療養のしくみです。国内未承認の医薬品の使用などが、患者の申出にもとづいて、迅速に身近な医療機関で受けられるようになりました。

　患者から申出があると、患者のその時点の病状に効く可能性が高いか（有効性）、大きな副作用がないか（安全性）などを国の会議で確認のうえ、実施できるか決定されます。患者が臨床研究中核病院を通じて国に書類を提出してから、実施が認められるまでの期間は6週間程度と先進医療の審査期間よりも短期です。

　困難な病気と闘う患者にとっては治療の選択肢が増えたのは朗報ですが、国立がん研究センターが公表した、患者申出療養の対象になると予想される抗がん剤のリストによると、1か月あたりの薬剤費の多くは100万円以上とかなり高額です。利用したい方は、かかりつけの医師に相談してください。

▼ 先進医療の例

技術名	平均入院期間	年間実施件数	1件あたりの先進医療費	実施医療機関数
高周波切除器を用いた子宮腺筋症核出術	11.1日	145件	301,000円	1機関
陽子線治療	8.8日	2,016件	2,760,022円	9機関
重粒子線治療	9.8日	1,787件	3,093,057円	5機関
歯周外科治療におけるバイオ・リジェネレーション法	—	277件	64,629円	18機関
EBウイルス感染症迅速診断（リアルタイムPCR法）	44.6日	234件	15,761円	6機関
多焦点眼内レンズを用いた水晶体再建術	1.2日	11,478件	554,707円	459機関
前眼部三次元画像解析	0.4日	6,739件	3,662円	86機関
内視鏡下甲状腺悪性腫瘍手術	6.5日	106件	266,643円	5機関
腹腔鏡下広汎子宮全摘術	13.3日	136件	748,666円	20機関
ペメトレキセド静脈内投与及びシスプラチン静脈内投与の併用療法（肺がん）	27.5日	102件	1,175,579円	42機関
内視鏡下手術用ロボットを用いた腹腔鏡下胃切除術	15.1日	172件	1,058,832円	8機関

出典：中央社会保険医療協議会「平成28年6月30日時点で実施されていた先進医療の実績報告について」をもとに、年間実施件数100件以上を抜粋

知っ得 8　差額ベッドも保険外

大部屋の場合は、公的医療保険の対象となるので特別な自己負担はありません。しかし、特別室に入院する場合は、差額ベッド代が必要になります。

●個室などは差額ベッド代が必要

入院すると通常、大部屋になります。大部屋の場合は、公的医療保険の対象となるので特別な自己負担はありません。しかし、長期の入院では、プライバシーが保たれる1人部屋などの「特別室」に移りたい場合もあるでしょう。また、終末期を迎えた場合なども、特別室に移って家族と過ごすほうが良いでしょう。

特別室に入院する場合は、差額ベッド代（特別療養環境室料）が必要になります（全額自己負担）。特別室で一番多いのが1人部屋で全体の約67％ですが、4人部屋もあります。特別室は全病床の19.4％、1日あたりの平均額は6,155円です。最低金額は1日50円、最高金額は1日37万8千円です。

●支払いについてトラブルになることもある

差額ベッド代は、自ら希望し同意書にサインすることで発生するのですが、病院側の説明不足や患者側の理解不足などにより、差額ベッド代の支払いを巡ってトラブルになることがあります。

トラブルを避けるためには、入院時に差額ベッド代について十分な説明を受け、不明点があれば確認することが大切です。退院時の領収証もしっかり確認しましょう。トラブルとなり、病院側と話し合いをしても解決しない場合は、地方厚生局に相談してみましょう。

⬇ 差額ベッド代の相場（1日あたり、税込み）

1,080円以下	10.5%
1,081円～2,160円	15.3%
2,161円～3,240円	14.7%
3,241円～4,360円	8.9%
4,361円～5,400円	13.2%
5,401円～10,800円	24.6%
10,800円超	12.8%

⬇ 部屋別の差額ベッド代（1日あたり、税込み）

1人部屋	7,828 円
2人部屋	3,108 円
3人部屋	2,863 円
4人部屋	2,424 円

厚生労働省「第337回中央社会保険医療協議会」資料より作成

［参考］差額ベッドの条件と支払いを患者に求めてはならない場合
（厚生労働省通達「保医発0326第1号 平成26年3月26日」より作成）

● 「特別療養環境室」の条件
① 病室の病床数は4床以下
② 病室面積は1人あたり6.4平方メートル以上
③ 病床ごとのプライバシーの確保を図るための設備を備えている
④ 個人用の私物の収納設備、個人用の照明、小机等及び椅子などがある

● 患者に特別療養環境室に係る特別の料金を求めてはならない場合
① 同意書による同意の確認を行っていない場合（当該同意書が、室料の記載がない、患者側の署名がない等内容が不十分である場合を含む）
② 患者本人の「治療上の必要」により特別療養環境室へ入院させる場合
③ 病棟管理の必要性等から特別療養環境室に入院させた場合であって、実質的に患者の選択によらない場合

プラスワン・アドバイス　　plusone advice

高額療養費

　医療にかかるお金については、知っていると有利になることばかりだと思います。言い換えれば、知らないと損をしていることに気づかないかもしれません。

　たとえば、**高額療養費の制度**（→P.46）のおかげで、入院しても医療費が驚くような高額にはならないことは、多くの方が理解していると思います。ですが、自分の年齢や収入では、適用される限度額はいくらなのかを正確に理解している方は多くないでしょう。1年間に4回以上高額療養費の対象になると、「**多数回該当（→P.48）**」といって、限度額が下がることを知らない方もいらっしゃるはずです。

　高額療養費以外にも、透析を受けている方の助成制度（→P.53）のように、**別の制度での助成**により医療費が軽減されるケースもあります。

患者申出療養

　また最近では、P.35でもご紹介しているように、患者側から「国内未承認薬など、保険適用外の治療を受けたい」などと申し出ると、治療の可否を審査してくれる患者申出療養という制度もスタートしています。患者申出療養についての保障を扱う保険会社も出てきました。患者申出療養の制度を使いやすくするための新しい保障で、保険業界でも注目されています。

先進医療

　先進医療に関しては、300万円前後かかるがんの粒子線治療に注目が集まるケースが多いですが、保険会社からの支払い例で圧倒的に多いのは、白内障の治療で用いられる「**多焦点眼内レンズを用いた水晶体再建術**」です。これは両眼で70〜80万円くらいかかる治療法ですが、街中

にある眼科クリニックでも、この施術を先進医療として行っている眼科医院がいくつもあります。民間医療保険に先進医療保障が付いている方が、先進医療機関に選定されている眼科医院で上記の治療を受ければ、**治療費は民間医療保険の給付金でまかなえるわけです。**
　ところが実際には、先進医療保障付きの民間医療保険に入っているにもかかわらず、先進医療選定機関ではない眼科医院で多焦点眼内レンズの治療を受けていたり、多焦点ではなく、単焦点眼内レンズでの治療を選択している人も少なくないように感じます。

　先進医療の技術や施術を行う病院名などは、厚生労働省のサイトに一覧で載っています。先進医療保障を付けている方は、自分が入っている保険で、どのような施術が受けられるのかをチェックしてみることをおすすめします。
　どのような病気になるかは自分で選ぶことはできませんが、病気にかかった場合は、持っていた知識や情報によって、払わなくて済むお金があったり、より有利な選択ができることを理解しておきましょう。

第2章

医療にかかるお金の負担を軽くする

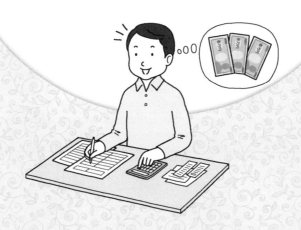

知っ得 9 最低限おさえておきたい医療費節約のポイント

受診のしかたなど、ちょっとした心がけで医療費を節約できます。ここでは誰でも簡単にできる医療費節約のコツをご紹介します。

●診療所や小さな病院に「かかりつけ医」を持つ

大病院や大学病院など高度な医療を提供する特定機能病院に紹介状なしで受診すると特別料金がかかります。具体的には、ベッド数200床以上の大病院で受診すると、初診料に特別料金として1,000円～5,000円程度加算されます（全額自己負担）。

特定機能病院や一部の大病院（400床以上）で受診すると、初診料が5,000円（歯科は3,000円）以上かかります（全額自己負担）。

診療所や小さな病院に「かかりつけ医」を持つことが大切です。紹介状（診療情報提供書）の料金は3割負担の人で750円です。

⬇ 紹介状なしに特定機能病院を受診すると特別料金がかかる

○紹介状がない場合

初診料	＋	特別料金（1,000～5,000円）
健康保険適用		健康保険適用外（全額自己負担）

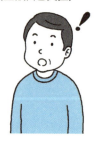

最低限おさえておきたい医療費節約のポイント　知っ得9

●医療費が割り増しになる時間帯は避ける

　医療機関が表示する診療時間以外に受診すると、原則として、通常の診療費用のほかに、時間外加算が付いて医療費が割り増しになります。時間外加算の種類は、「時間外」「休日」「深夜」で、初診・再診で加算される金額が異なります。

　たとえば、休日に受診する場合で初診の場合、初診料のほかに2,500円が余分にかかります（自己負担はこのうち1割〜3割）。緊急時などやむを得ない場合以外は、できる限り診療時間内の受診を心がけましょう。

　薬局でも時間外、休日、深夜の加算があります。また、医療機関や薬局では、診療時間内であっても、早朝や夜間の時間帯は加算される場合がありますので、注意が必要です。

⬇ 医療機関と調剤薬局の早朝・深夜・休日加算

	病院・診療所（初診）	病院・診療所（再診）	調剤薬局
時間外加算 平日（6時〜8時、18時〜22時） 土曜日（6時〜8時、12時〜22時）	850円	650円	調剤基本料と同額を加算
休日加算 日曜日・祝日・12月29日〜1月3日	2,500円	1,900円	調剤基本料の1.4倍を加算
深夜加算 22時〜6時	4,800円	4,200円	調剤基本料の2倍を加算
夜間・早朝等加算 診療所 平日（0〜8時、18時〜24時） 土曜日（0〜8時、12時〜24時）	500円 ※診療時間内でも加算		－
夜間・休日等加算 調剤薬局 平日（0〜8時、19時〜24時） 土曜日（0〜8時、13時〜24時）	－		400円

第2章　医療にかかるお金の負担を軽くする

●ジェネリック医薬品を活用する

　ジェネリック医薬品は、先発医薬品と同じ有効成分を同量含み、先発医薬品と同等の効き目がある、と認められた医薬品です。それまで使われていた先発医薬品に比べて、薬の値段が4割〜5割程度安くなります。

●処方箋はひとつの薬局にまとめる

　複数の医療機関を受診する場合、ひとつの薬局で薬をもらうようにします。こうすることで、薬の重複などを防げ、無駄を省くことができます。また、かかりつけ薬剤師を持つことで、「薬剤服用歴管理料」の代わりに「かかりつけ薬剤師指導料（700円）」がかかり、3割負担の方で60円〜100円程度負担が増えます。しかし、自分の服用している薬を把握してもらい、時間外でも相談に応じてもらえるので安心です。薬の飲み合わせや副作用などのアドバイスを受けることもできます。薬を処方した医師とも連携しているので、長期的にみれば最適な薬で治療でき、医療費の節約になるのではないでしょうか。

●お薬手帳を薬局に持参する

　薬局は薬の代金のほか、患者への説明などの費用（薬剤服用歴管理指導料）を受け取っています。手帳を持って同じ薬局に通えば、この管理指導料が少し安くなります。その薬局を初めて利用する場合や手帳を忘れた場合の管理手数料は500円です。6か月以内にお薬手帳を持って、同じ薬局を利用すると、380円に下がります。3割負担の方は40円安くなります。

column 健康を維持して医療費を節約する

　大きなケガや病気をすると、医療費の負担が家計に重くのしかかります。そのため、万一に備えて、民間の医療保険に加入する方が多いのですが、加入していることで安心してしまい、日頃の健康に気をつけないとしたら本末転倒です。日頃から生活習慣病に注意して、食事はバランスよく、睡眠は十分にとり、適度な運動を心がけましょう。

　病気を早期に発見することも大切です。病気の発見が遅れると、重症化し長引く可能性があります。それに伴って医療費もかかりますし、身体的にも精神的にもつらい思いをします。さらに、仕事ができなくなって収入が減るリスクもあります。

　病気を早期に発見するため、定期的に健康診断を受けましょう。会社等で行う健康診断は基本的な項目しか検査しませんので、より詳細に調べるために人間ドックや脳ドックも受けましょう。

　これらの費用に公的医療保険はききませんが、会社や市区町村で費用の一部を補助してくれる場合があります。調べてみましょう。民間の保険に加入していれば、加入者へのサービスとして提携病院で人間ドック等を割引で受診できる場合があります。最近の傾向として、各保険会社は、健康増進に力をいれていますので、他のサービスも調べてみましょう。

　健康維持の努力は医療費の節約だけではありません。健康診断は、セルフメディケーション税制（医療費控除の特例→P.57）を利用する条件となっています。また、健康状態が良好な人は、民間の保険に安く加入できる場合もあります。

知っ得 10 支払った医療費を払い戻してもらえる高額療養費制度

一部負担金が医療費の1〜3割といっても、高額になって家計が破綻する可能性があります。この一部負担金を軽減するしくみに「高額療養費制度」があります。

●自己負担が高額になったら、高額療養費制度を利用しよう

　高額療養費制度は、同一の医療機関の窓口で1か月に支払う医療費の自己負担が高額になったとき、一定の金額（医療費の自己負担限度額→P.49）を超えた部分を後日払い戻してもらえる制度です。

　入院と外来、医科と歯科は、同じ医療機関であっても別に扱われます。ただし、窓口負担が、①69歳以下の方は2万1千円以上のもの、②70歳以上の方は窓口負担の額にかかわらず、それらを合算して高額療養費を請求することができます。

　請求は、診療を受けた月の翌月の初日から2年以内であれば、過去にさかのぼってできます。

●高額療養費の支給例

　たとえば、医療費が100万円で窓口負担が30万円かかった場合、70歳未満の会社員で月収35万円の方の自己負担限度額は8万7,430円となります。したがって、窓口負担との差額21万2,570円が高額療養費として後日払い戻されます。

支払った医療費を払い戻してもらえる高額療養費制度

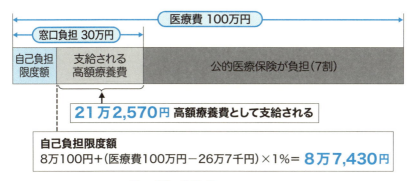

例　100万円の医療費で、窓口負担（3割）が30万円かかった場合
（70歳未満、月収28〜50万円）

自己負担限度額
8万100円＋（医療費100万円－26万7千円）×1％＝ **8万7,430円**

実際の自己負担は **8万7,430円**

● 付加給付がある場合も

なお、健康保険組合や共済組合等によっては、自己負担額がさらに軽減される付加給付がある場合もあります。

◉医療費の支払いに充てる資金を貸し付けてくれる制度もある

高額療養費の払い戻しを受けるのは、診療月から3か月以上後になるため、当面の医療費の支払いに充てる資金として、高額療養費支給見込額の8割相当額を無利子で借りることができる「高額医療費貸付制度」を利用できる場合があります。詳しくは、加入している健康保険などにお問い合わせください。

◉70歳未満は限度額適用認定証を提示すれば限度額までの支払いに

また、70歳未満の方が「限度額適用認定証」を保険証と一緒に病院

等の窓口で提示すると、窓口での支払いを自己負担限度額までにすることができます。医療費が高額になることが事前に予想されるようでしたら、事前に加入している健康保険などに「限度額適用認定証」を申請しておきましょう。

70歳以上の方は、原則、こうした手続きは必要なく、自己負担額を超えて支払いを求められることはありません。

●同じ医療保険なら世帯内で医療費を合算して計算できる世帯合算

1人の1回分の窓口負担では、医療費の自己負担限度額を超えない場合でも、複数の医療機関での支払いや同じ世帯の家族分（同じ公的医療保険に加入している場合に限る）の支払いを1か月単位で合算することができます（世帯合算）。この合算額が一定額を超えたときは、超えた部分を高額療養費として取り戻すことができます。

●1年に3回以上高額療養費を受けたら4回目から多数回該当

さらに、同一世帯で、過去12か月以内に3回以上、高額療養費が支給されていると、4回目から「多数回」該当となり、自己負担限度額が下がります。

医療費と介護費の自己負担の合計額が高額になったときは、「高額医療・高額介護合算療養費制度」により負担が軽減されます（→P.156）。

> **注意！** 高額療養費の対象とならないもの
> 高額療養費の対象となるのは、治療費や薬剤費などの医療費で、入院時の差額ベッド代、先進医療の技術料、入院中の食事などは対象外です。これらは入院が長引くと、思いのほか高額になるので、民間の医療保険などで備えておくと良いでしょう。

支払った医療費を払い戻してもらえる高額療養費制度

🔽 医療費の自己負担限度額

◎70歳未満

区分	所得区分	自己負担限度額	多数該当
ア	年収約1,160万円～ 健保：月収83万円以上 国保：旧但し書き所得 　　　901万円超	252,600円＋ (総医療費－ 842,000円)×1%	140,100円
イ	年収約770万円～約1,160万円 健保：月収53万円～79万円 国保：旧但し書き所得 　　　600万円～901万円	167,400円＋ (総医療費－ 558,000円)×1%	93,000円
ウ	年収約370万円～約770万円 健保：月収28万円～50万円 国保：旧但し書き所得 　　　210万円～600万円	80,100円＋ (総医療費－ 267,000円)×1%	44,400円
エ	～年収約370万円 健保：月収26万円以下 国保：旧但し書き所得 　　　210万円以下	57,600円	44,400円
オ	住民税非課税者	35,400円	24,600円

出典：厚生労働省保険局資料より作成

※「区分ア」または「区分イ」に該当する場合、市区町村民税が非課税でも、月収（≒標準報酬月額）での「区分ア」または「区分イ」の該当となります。

なお、ここで国民健康保険の旧但し書き所得とは、総所得金額等から、住民税基礎控除額（33万円）を引いた金額のことです。

◎70歳以上（2017年8月〜2018年7月診療分まで）

被保険者の所得区分		自己負担限度額	
		外来 （個人ごと）	外来・入院 （世帯）
現役並み	年収約370万円〜 月収28万円以上 課税所得145万円以上[※1]	57,600円	80,100円＋ （総医療費− 267,000円）×1％ [多数該当:44,400円]
一般	年収約156万円〜約370万円 月収26万円以下 課税所得145万円未満	14,000円 [年間上限 14万4千円]	57,600円 [多数該当:44,400円]
住民税 非課税等	Ⅱ住民税非課税世帯	8,000円	24,600円
	Ⅰ住民税非課税世帯（年金収入80万円以下など）		15,000円

※1 ただし、ひとり暮らしで年収383万円未満、2人世帯で年収520万円未満であれば申請により「一般」に区分が変更されます。
※ 現役並み所得者に該当する場合は、市区町村民税が非課税等であっても現役並み所得者となります。

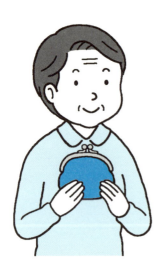

支払った医療費を払い戻してもらえる高額療養費制度 知っ得 10

◎70歳以上（2018年8月診療分から）

被保険者の所得区分		自己負担限度額	
		外来 （個人ごと）	外来・入院 （世帯）
現役並み	年収約1,160万円〜 月収83万円以上／ 課税所得690万円以上	252,600円＋ （総医療費－842,000円）×1％ ［多数該当：140,100円］	
	年収約770万円〜 　　　約1,160万円 月収53万円以上／ 課税所得380万円以上	167,400円＋ （総医療費－558,000円）×1％ ［多数該当：93,000円］	
	年収約370万円〜 　　　約770万円 月収28万円以上 課税所得145万円	80,100円＋ （総医療費-267,000円）×1％ ［多数該当：44,400円］	
一般	年収約156万円〜約370万円 月収26万円以下 課税所得145万円未満	18,000円 ［年間上限 14万4千円］	57,600円 ［多数該当：44,400円］
住民税非課税等	Ⅱ 住民税非課税世帯	8,000円	24,600円
	Ⅰ 住民税非課税世帯（年金収入80万円以下など）		15,000円

第2章　医療にかかるお金の負担を軽くする

知っ得 11 難病等で受けられる医療費の助成がある

療養期間が著しく長期にわたり、高額の治療費が必要となる傷病の場合に自治体の医療費助成があります。

●難病医療費助成制度

　発病の原因が明らかでなく、かつ治療方法が確立していない希少な疾病であって、長期にわたり療養を必要とする疾病のうち、厚生労働大臣が定めるものを「指定難病」と言います。

　現在、330疾病が指定されており、医療費や一部の介護サービスに係る費用について、助成が行われています。

> ●指定難病の例
> ・潰瘍性大腸炎
> ・悪性関節リウマチ
> ・特発性大腿骨頭壊死症
> ・再生不良性貧血
> ・ミトコンドリア病
> ・もやもや病
> ・プリオン病
> ・パーキンソン病関連疾患
> ・筋萎縮性側索硬化症（ALS）

　指定難病に加え、独自に難病を追加している自治体もあります。
　助成を受けるには、「医療受給者証」の交付を受ける必要があります。指定難病に関する情報については「難病情報センター」のホームページをご覧ください。都道府県ごとの申請窓口などが掲載されています。

難病等で受けられる医療費の助成がある 知っ得11

●長期高額疾病についての負担軽減

　血友病、人工透析を必要とする慢性腎不全、抗ウイルス剤を投与している後天性免疫不全症候群(HIV感染を含む)の方には、公的医療保険の高額療養費制度で、自己負担額を1医療機関あたり、月額1万円(高額所得者は2万円)にする制度があります。利用するには、「特定疾病療養受療証」の交付を受けることが必要です。詳しくは加入している健康保険などにお問い合わせください。

●窓口での支払い（一部負担金）の減免・猶予

　国民健康保険に加入している世帯が災害、不作、不漁、失業、事業の休廃止などの特別な理由により生活が困窮して保険医療機関等での一部負担金(医療費の1割〜3割)の支払いが困難になったと認められる場合は、一部負担金を減免・減額・猶予する制度があります。

　健康保険等でも災害に限って自己負担の減免・減額・猶予される制度があります。なお、介護保険制度にも同様の制度があります(→P.159)。

●医療機関独自の医療費助成

　生活困難な方が経済的な理由によって、必要な医療サービスを受ける機会が制限されることのないよう、低所得者、要保護者、ホームレス、DV被害者、人身取引被害者等の生計困難者(公的医療保険加入の有無、国籍は問いません)を対象に一定期間、無料または低額な料金で診療を行う無料低額診療事業があります。事業を行っている医療機関は都道府県のホームページで公開されています。

　ただし、仮に診療費の自己負担が無料になっても薬代はかかります。同様の趣旨で、無料低額で利用できる老人保健施設(老健)もあります。

知っ得 12 確定申告で税金（所得税）が戻る医療費控除

一定額を超えた医療費などは所得から差し引くことができます。会社員などは確定申告により、支払った所得税を取り戻すことができます。また、翌年の住民税が安くなります。自営業者では、納める税金の額が減ります。

● 公的医療保険のきかない医療費も対象になる

医療費控除の対象となる費用は幅広く、公的医療保険のきかない自由診療や先進医療の技術料、通院の費用、市販の薬、介護費用の一部も控除できます。一方、医療機関に支払った費用でも、美容や健康増進を目的とした医療や、病気の予防を目的とした健康診断などの費用は原則、対象外です。

● 医療費控除の計算

医療費控除が受けられるのは、1月1日から12月31日の間に支払った医療費の総額が10万円（所得が200万円未満の方は所得の5％）を超えた部分です。上限は200万円です。

⬇ 医療費控除の計算式

医療費控除額
= （実際に支払った医療費の総額
　　－保険金等で補てんされた金額）
　－10万円※

※総所得金額等200万円未満の人は総所得金額等5％の金額。

確定申告で税金（所得税）が戻る医療費控除

　ただし、実際に支払った医療費の総額から、生命保険契約などから支給される入院給付金、健康保険などで支給される高額療養費、出産一時金などは医療費総額を限度に差し引いて計算します。

　一方、傷病手当金、出産手当金、育児休業給付金、埋葬費、葬祭費、がん保険の診断給付金などは差し引く必要はありません。

● 家族の全員分を合算できる

　生計を一にする家族であれば、加入している公的医療保険の種類に関係なく、全員分の医療費を合計できます。家族の中で最も所得税率の高い方が医療費控除を受けると節税効果が大きくなります。

※「生計を一（いつ）」にするとは生活費などを同じ財布でまかなっている状態のことです。同居、扶養の有無は問いません。

● 所得区分が変われば他の費用負担や税金も変わる

　医療費控除の額が少ないと申告をしない方がいますが、わずかな金額でも、所得区分が変わることによって、高額療養費、高額介護（予防）サービス費、国民健康保険料、介護保険料などの負担軽減や児童手当、就学援助、高等学校等就学支援金、公営住宅の利用などに影響してきます。面倒くさがらずに確定申告しましょう。

　2017年分の確定申告から医療費控除を受ける場合、「医療費の領収書」の提出または提示が不要となり、「医療費控除の明細書」の提出が必要となりました。

　なお、「医療費の領収書」は5年間自宅等で保管する必要があります。所定の事項が記載された「医療費通知」（医療費のお知らせなど）を提出する場合は、明細書の記載や領収書の保管を省略できます。

●忘れてもあとから申告できる

　確定申告を忘れても、会社員等は所得のあった年の翌年の1月1日から5年間、還付申告ができます。

⬇ 医療費控除の対象となる費用とならない費用

> ●**医療費控除の対象となる費用**
> ・医師に支払った診療費、治療費
> ・レーシック手術や角膜矯正療法の費用
> ・治療のためのマッサージ、はり、きゅう、柔道整復の費用
> ・ED治療、禁煙治療の費用
> ・治療や通院のための義手、義足、松葉杖などの購入費用
> ・特定健康診査・特定保健指導（メタボ健診・指導）
> ・虫歯の治療費、金歯、義歯、入れ歯、インプラントの治療の費用
> ・治療としての歯列矯正
> ・医師の処方せんにより薬局で購入した医薬品
> ・薬局で購入した風邪薬など市販の治療薬
> ・入院時に提供される食事代や治療に必要と認められる差額ベッド代
> ・入院中のおむつ代（医師の証明書が必要）
> ・通院や入院のための交通費
> ・電車やバスでの移動が困難なため乗ったタクシー代
> ・往診を頼んだ医師のタクシー代
> ・介護サービスの費用の一部（→P.160）

　なお、上記の医療費控除の対象となる項目のうち、医療費控除として認められるためには一定の条件を満たす必要があるものもあります。税務署に確認のうえ、申告してください。

確定申告で税金（所得税）が戻る医療費控除

●医療費控除の対象とならない費用
・診断書作成代
・医師等に支払う謝礼金
・美容整形費用
・予防注射の費用
・メガネ・コンタクトレンズを買うため眼科医で受けた費用
・健康診断（人間ドックなど）の費用（重大な疾病が見つかり、治療を受けることになった場合は医療費控除の対象）
・美容のための歯列矯正、ホワイトニング
・歯石除去のための費用
・疲労回復、健康増進、病気予防などのために購入した医薬品（ビタミン剤など）や漢方薬
・通院のための自家用車のガソリン代、高速代や駐車代
・自分で希望した特別室の差額ベッド代
・入院時のパジャマや洗面具などの身の回り品代
・通常のメガネ・コンタクトレンズ、高齢者の補聴器の購入費用
　など

●セルフメディケーション税制（医療費控除の特例）

　市販薬のうち、スイッチOTC医薬品を購入すると、一定額を所得から控除できます（スイッチOTC薬控除）。スイッチOTC医薬品は、もともと医師の処方箋が必要だった薬が処方箋の要らない薬としてドラッグストアで購入できるようになった医薬品です。風邪薬や鼻炎用内服液、胃腸薬、水虫、肩こり・腰痛の湿布など、ドラッグストアで扱う商品の多くを占めます。対象商品かどうか、購入前に必ず、薬局（ドラッグストア）のスタッフや薬剤師の方に確認をとりましょう。レシートでも確認しましょう。

健康の維持増進および疾病の予防のための特定健康診査（メタボ健診など）、予防接種、定期健康診査、健康診査、がん検診のうちいずれか1つを受ける個人が、2017年1月1日から2021年12月31日までの間に一定のスイッチOTC医薬品を購入した合計額が年間1万2千円を超えるときは、8万8千円を限度に超える部分を所得控除できます。ただし、既存の医療費控除とどちらか一方を選択することになります。一般的に、年間医療費（スイッチOTC医薬品含む）が10万円以下であれば、セルフメディケーション税制が得、18万8,000円超は医療費控除が得です。10万円～18万8,000円の場合、どちらが得かは、それぞれの所得控除額を計算して控除額が大きいほうを選びましょう。医療費控除を選択する場合は、スイッチOTC医薬品の購入費も含められます。

◉ スイッチOTC医薬品は、レシートに記載されている

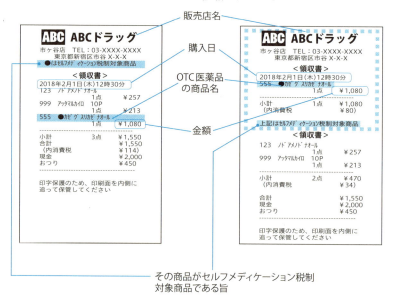

知っ得 13 病気やケガで働けなくなったら傷病手当金を申請

公的医療保険には、出産手当金や傷病手当金のように現金が給付されるものがあります。手当金とは所得の補てんのことです。

● 会社員・公務員なら傷病手当金

　傷病手当金は病気やケガで働けなくなった場合に健康保険等から支給されます。労務不能になり、連続して3日休む（待機期間）と、4日目から最長1年6か月傷病手当金が支給されます。請求は健保組合等に「傷病手当金支給申請書」を提出します。

　ただし、自営業者らが加入する国民健康保険では、傷病手当金は任意給付で、事実上、この給付はありません。所得補償保険や就業不能保険を検討しましょう（→P.72）。

●支給の条件

　労務不能とは、被保険者が今まで従事している業務ができない状態のことで、労務不能であるか否かは、医師の意見および被保険者の業務内容やその他の諸条件を考慮して判断されます。

　1年6か月は、最初の支給対象日から数えて1年6か月間という意味です。1年6か月分の傷病手当金の支給が保証されているわけではありません。なお、1年6か月たって障害が残っている場合は障害年金（→P.164）を受けられる可能性があります。

　休んでいる間、給料がゼロになった場合、日額（原則、直近1年間の標準報酬月額の30分の1）の3分の2が健康保険等から支給されます。たとえば、月給30万円の方は、日額は1万円ですので、その3分の2の6,667円が支給されます。

　給料が支払われる場合でも、日額の3分の2より少なければ差額が

支払われます。

●退職後も傷病手当金を受け取れる場合もある

療養中にしかたなく退職をするケースは少なくありません。次の3点を満たしている場合には、退職後も引き続き、残りの期間について傷病手当金を受けることができます。

> ●資格喪失後の継続給付
> ①被保険者の資格を喪失した日の前日（退職日）までに継続1年以上の被保険者期間がある
> ※健康保険任意継続の被保険者期間を除く
> ②資格喪失時に傷病手当金を受けているか、または受ける条件を満たしている
> ③退職日に出勤しないこと

継続1年については、転職で保険者が変わっても構いませんが、空白が1日でもあれば、継続加入として通算できないので注意しましょう。病気やケガで会社を辞めるときは、継続給付を受ける条件を満たしてからに。特に、退職日は出勤しないように気をつけましょう。また、退職後にいったん仕事についたら、不支給になり復活することはありませんので注意しましょう。

●失業保険について

退職後、病気で働けないのであれば、失業とは見なされず、雇用保険の失業給付(基本手当。いわゆる失業保険)はもらえません。しかし、病気等の理由で引き続き30日以上働けなくなったときは、受給期間の延長(最大3年間)ができる場合があります。手続きを忘れずに。

また、病気やケガで会社を辞めた方は、自己都合であっても、特定理由離職者として、3か月間の給付制限がありません。

病気やケガで働けなくなったら傷病手当金を申請　知っ得13

🔽 退職後の傷病手当金

退職後の傷病手当金が受給できないケース

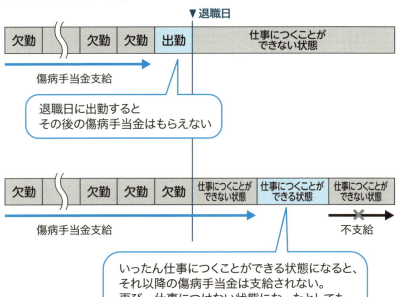

注意！ 労災保険が適用されるとき

労務不能の原因が、業務上または通勤中の病気やケガの場合は健康保険等からの給付ではなく、労災保険からの給付になります。休業（補償）給付と休業特別支給金を合わせて、平均賃金の80％が支給されます。

1年6か月後、負傷または疾病が治っていない場合、障害の程度が傷病等級に該当すれば、傷病（補償）年金が支給されます。負傷または傷病が治って、一定の障害が残った場合は障害（補償）給付が支給されます。

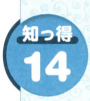

海外で治療を受けた場合にお金が戻ることも

知っ得 14

海外で治療を受けた場合も、日本の医療保険制度からの給付を受けられる場合があります。

●海外療養費

旅行中などに海外で治療を受けたとき、国民健康保険や健康保険等の保険給付の対象となり、帰国後に申請すれば、費用の一部が海外療養費として支給される場合があります。ただし、治療目的の渡航や日本で保険適用されていない治療などは保険給付の対象となりません。

給付額の算定では、日本国内で同等の保険診療を受けた場合にかかる金額と海外で実際に支払った金額を比べ、安いほうが基準となります。海外での治療にかかった費用すべてに適用されるわけではありませんので留意しましょう。

海外でかかった医療は立替える必要がありますので、海外旅行保険に加入しておくと大抵はキャッシュレスで治療が受けられ安心です。

申請には、所定の「診療内容明細書」、「領収証明書」などの書類が必要です。保険者のホームページなどからダウンロードして、海外へ持っていきましょう。

持病のある方は、英文診断書があれば、緊急時にすばやい対応と的確な治療を受けることができます。英文薬剤証明書があれば、持参する薬が手荷物検査で麻薬類似品と誤解を受けトラブルになることも避けられます。主治医の先生に相談してください。専門の翻訳業者に作成を依頼する場合は、英文診断書は2～3万円、英文薬剤証明書は7,000円程度です。

海外で治療を受けた場合にお金が戻ることも

● その他の健康保険の給付

●療養費
就職直後で保険証がない、海外の医療機関で診療を受けたなど、やむを得ない事情により、保険医療機関で保険診療を受けることができず自費で受診したときなど特別な場合には、自己負担分（3割～1割）を除いた分が療養費として支給されます。

●移送費
自力で移動が困難な患者が、医師の指示で一時的・緊急的必要があり、移送された場合は、移送費（交通費）が実費で支給されます。

●埋葬料および埋葬費
被保険者が亡くなったときに、家族が受け取る場合は埋葬料（5万円）または、実際に埋葬した友人や会社が受け取る場合は埋葬費（5万円以内の実費）が支給されます。

●出産育児一時金、出産手当金
自分や被扶養者が出産したときには出産育児一時金が、出産で会社を休んだときは出産手当金が支給されます。

> **memo　民間医療保険の税メリット**
>
> 　民間医療保険に限りませんが、生命保険の契約をすると、毎年払い込んだ保険料の一定額が生命保険料控除（→P.161）の対象となり、その年の所得から差し引かれ、所得税・住民税が軽減されます。
> 　また、入院給付金などは金額にかかわらず非課税です。ただし、被保険者（保険対象となった方）が生前に受け取った給付金などを使い残して死亡した場合、使い残した部分は相続税の課税対象となります。

第2章　医療にかかるお金の負担を軽くする

知っ得 15 民間医療保険で入院の長期化に備える

医療費の自己負担分、入院時の食事代等の一部負担、差額ベッド代、先進医療の技術料、入院雑費など、貯蓄ではまかないきれない部分に備えるのが民間医療保険です。

● 医療保険制度は充実しているが

　今まで見てきたように、日本の医療保険制度では、誰でも、軽い自己負担（医療費の1割〜3割）で必要な医療を受けることができます。

　長期入院などで医療費が膨れ上がっても、自己負担額を低く抑える高額療養費制度がありますので、それほど心配する必要はありません。さらに、健康保険組合や共済組合などによっては、独自の付加給付という上乗せ制度があり、さらに、自己負担額が大きく減ります。

● 公的保険や制度でまかなえない部分は民間医療保険で

　もっとも、入院した場合には公的医療保険や高額療養費制度ではまかなえない費用があります。すでに説明したように、入院時の食事代等の一部負担、差額ベッド代、先進医療の技術料、入院雑費などです。

　入院が長期化するほど、これら全額自己負担の費用が多額になりますので、民間医療保険で備えるのが安心です。なお、貯蓄が十分あれば、民間医療保険に加入しないという選択肢もあります。

● 収入が途絶えた場合に備えることも

　長期入院となれば、収入が途絶える可能性があります。会社員等であれば、傷病手当金（→P.59）がありますが、自営業者らが加入する国民健康保険には傷病手当金はありませんので、民間医療保険の保障を厚くするか、就業不能保険（所得補償保険）（→P.72）に加入するなど対策を考えましょう。

民間医療保険で入院の長期化に備える 知っ得15

●民間医療保険を選ぶポイント

民間医療保険は、入院や所定の手術を受けたときに、契約で決めた給付金が支払われる保険です。選ぶときには、以下の点に注意します。

> ●民間医療保険を選ぶポイント
> ・単体（主契約）or 特約？
> ・保障期間は、定期 or 終身？
> ・保険料の払込方法は、全期 or 短期？
> ・入院給付金は日額いくらにする？
> ・1入院の支払限度額は何日にする？
> ・通算支払限度日数は何日にする？

●契約種類や支払いなど

主契約と特約付加

「民間医療保険に単体で加入する（主契約）」、または「終身保険や定期保険などの主契約に医療保障特約を付加して加入する」という2つの方法があります。特約を付加して加入する場合、主契約が解約などで消滅すると特約も消滅します。払済保険などに変更した場合も特約は消滅します。主契約の保険料払込期間満了後に、特約の保障を継続する場合は、特約保険料を一括か年払いなどで払い込む必要があります。したがって、主契約で加入したほうが良いでしょう。

定期保障と終身保障

保障期間は一定期間だけ保障する定期タイプと一生涯保障する終身タイプがあります。定期タイプは更新ごとに、保険料がアップします。契約当初は定期タイプのほうが、終身タイプに比べ保険料は割安です。高齢になるほど入院のリスク、入院の長期化のリスクが高まりますので、終身タイプが安心です。

第2章 医療にかかるお金の負担を軽くする

全期払いと短期払い

　保険料の払込方法は、保障期間と同じ期間払い込むタイプ（全期払い）と保障期間よりも短い期間で保障期間分を支払うタイプ（短期払い）があります。短期払いのほうが、全期払いよりも毎月の保険料は割高です。しかし、給与収入のあるうち（60歳までなど）に保険料を払い終えたほうが安心です。

終身保障タイプで短期払いするのがおすすめ

　高齢になるほど、重い病気にかかり、入院日数が長くなる傾向にありますので、保障期間は終身タイプが安心です。保険料の払込方法は、働いているうちに、払い込みを終える短期払い（60歳まで等）が安心です。定期タイプは、終身保障タイプをベースに、上乗せ保障として、働き盛りの一定期間だけ保障を厚くしたいときに加入すると良いでしょう。共済保険（定期タイプ）で上乗せするのも良いでしょう。

●給付内容は十分検討して

　入院給付金、手術給付金の給付は各社共通ですが、入院給付金の対象日数、1入院あたりの支払限度日数、通算支払限度日数、手術給付金の対象となる手術の種類や給付額などは、各々異なります。

日帰り入院

　入院日と退院日が同じ日の入院です。病院が発行する領収書に「入院料等」の診療報酬点数があれば「日帰り入院」、なければ「通院」です。日帰り入院対応型がおすすめです。

1入院の意味

　同じ病気で180日以内に再入院した場合は、一般的に前回の入院と

合わせて「1入院」として扱われます。なお、病気の種類を問わず180日以内に再入院した場合、「1入院」とする商品もあります。

入院給付金日額と1入院あたりの支払限度日数の目安

入院給付金日額は、会社員等は5千円、傷病手当金のない自営業者は1万円が目安とされています。1入院あたりの支払限度日数は、平均入院日数が30日程度ですので、30日型あるいは60日型が良いでしょう。長期入院の可能性がある三大疾病には、三大疾病に限り入院日数を無制限にする特約で備えましょう。

🔽 入院給付金と手術給付金の種類

入院日数	・日帰り入院型（入院1日目から） ・1泊2日型（継続2日以上入院で1日目から） ・5日型（継続5日以上で1日目から）など
1入院あたりの支払限度日数 （1回の入院での給付日数の上限）	30日、60日、120日、180日、360日、365日、730日など
通算支払限度日数 （保障期間を通しての給付金日数の上限）	700日、730日、1000日、1095日など
手術の種類	・公的医療保険の対象となる手術を保障 ・88種類の所定の手術を保障 ・両者を併用
手術の給付額	・手術の種類に応じた給付倍率で支払う ・種類にかかわらず一定額を支払う

また、入院給付金日額1万円といった定額払いに対して、公的医療保険制度による自己負担分や特約で差額ベッド代、先進医療の技術料などを補償する実費補償型医療保険もあります。

手術の種類

　公的医療保険の対象となる手術のうち約1000種類の手術を保障するタイプと、88種類の所定の手術を保障するタイプがあります。88種類とは手術の数ではありませんので、前者よりも対象の手術が極端に少ないわけではありません。なお、放射線治療は手術のイメージがないかもしれませんが、一定の放射線治療は手術給付金の対象です。

◉三大疾病や先進医療などの特約を付けて保障を充実

　さらに、特約を付けることで保障を充実できます。ただし、保険料は高くなります。

　なお、主契約に付けることが多い三大疾病、先進医療給付金、生活習慣病入院給付金や女性疾病入院給付金などの特約は、あらかじめセットされていたり、主契約の給付内容に組み込まれている場合があります。医療保険ではなく、住宅ローンの団体信用生命保険に三大疾病の特約を付けるという選択肢もあります。

●先進医療の特約を付ける場合は

　先進医療は実験段階の治療方法であり、高額な治療を受けたからといって治る保証はありません。しかし、月額100円程度の保険料で通算2,000万円の先進医療を受けられるのは魅力的です。ただし、保険料が安いのは、保険会社の支払実績が少ないともいえます。

　先進医療でよく知られているのが、がん治療の「重粒子線治療」や「陽子線治療」で、費用は約300万円です。高額のイメージがありますが、実施件数として最も多いのが、白内障治療で実施される「多焦点眼内レンズを用いた水晶体再建術」で、両眼で70〜80万円です。

　先進医療特約を付けるときは、給付金を医療機関へ直接支払ってくれる保険会社を選択するほうが立替不要ですので安心です。交通費や

民間医療保険で入院の長期化に備える　知っ得 15

宿泊費を保障する商品もあります。

● 持病があっても入れる民間医療保険で注意すること

　民間の医療保険に加入する場合、健康状態に関する告知が必要です。契約できるかは、健康状態や過去の傷病歴などにより判断されます。

　健康上の理由で、通常の民間医療保険に加入できない人の医療保険に、「無選択型」と「限定告知型（引受基準緩和型）」があります。告知が不要なのが無選択型、告知項目が3〜5個程度と少ないのが限定告知型です。これらは、通常の民間医療保険に比べ保険料がかなり高めで、支払条件も複雑です。

　たとえば、無選択型では、契約後90日間は給付金が支払われませんし、保険に加入する前に発病していた場合、契約後2年以内はその病気およびその病気と関係のある病気で、入院・手術しても給付金が支払われません。限定告知型では、契約後1年間は、入院・手術しても給付金が本来の額の半分しか支払われないなどの制約があります。

　通常の民間医療保険でも、健康上の問題があっても、加入できる場合があります。健康な方と保障内容は同じで、病状に応じた割増保険料を支払う場合や、身体の一部を保障の対象から外す方法などです。まずは、通常の民間医療保険への加入を検討しましょう。

---

memo　代理人が給付金を請求できる「指定代理請求制度」

　指定代理請求制度は、入院給付金などの受取人である被保険者本人に、給付金などの請求をできない「特別な事情」がある場合に、契約者があらかじめ指定した代理人（配偶者など一定の親族）が、本人に代わって給付金を請求できるしくみです。がんの告知を受けていない場合や、病気やケガで寝たきりになり意思表示ができない場合、受取人本人は給付金などの請求をできませんので、代理人を指定したほうが良いでしょう。指定代理請求特約の保険料は不要です。

第2章　医療にかかるお金の負担を軽くする

知っ得 16 がんや心筋梗塞など特定の病気に備える民間医療保険

特定の病気に備える民間医療保険に、がん保険、三大疾病保障保険があります。これらの保険のしくみを紹介しましょう。

●がん保険

がんは他の病気に比べ、治療が高額化、長期化する傾向があり、多額の医療費がかかることが多いため、がん保険には、通常の民間医療保険とは異なった特徴があります。

●がん保険の特徴
① がんと診断されたら一時給付金（がん診断給付金）が支払われる
② 入院給付金の支払日数は無制限
③ 契約後90日（待ち時間）以内にがんと診断された場合、保険契約は無効
④ 基本的に、過去に一度でもがんになっていると加入できない

●選択のポイントは、通院給付金とがん診断給付金

近年、医療技術の進歩により、外来で治療可能な放射線治療や化学療法など「入院よりも通院」による治療が増加しています。がん保険選択のポイントは通院給付金とがん診断給付金です。通院給付金は、入院しなくても給付金を受け取れるタイプが良いでしょう。

がん診断給付金は、まとまったお金を受け取ることができ、使い道は自由です。安心して治療に専念できます。がんと診断されれば、給付金を受け取れるのが一般的ですが、入院を伴わなければ診断給付金を受け取れない商品もありますので、注意しましょう。

また、「上皮内新生物※」は、対象外か、もしくは一部しか支払われ

がんや心筋梗塞など特定の病気に備える民間医療保険

ない商品もあるので、がんの定義を確認しましょう。

※ 上皮内にとどまり、浸潤しておらず転移の可能性がないがんのこと。

　がんの再発が心配であれば、再発した場合に何度でも、がん診断給付金が支払われるタイプが良いでしょう。ただし、「前回の診断給付金の支払いから2年経過していなければならない」などの条件があります。

　多くのがん保険は定額払いですが、がんと診断確定されれば、入院・通院にかかわらず、自由診療・公的保険診療を問わず、がん治療にかかった費用を補償する実費補償型のがん保険もあります。

　保障が厚ければ、保険料も高くなります。もし、がんになったときにどのような治療を受けたいのか、治療を受けながら保険料は払い続けられるのか、よく考えて加入しましょう。各社ごとに給付金の支払条件は異なりますので、確認しましょう。

⬇ がん保険のおもな給付内容（支払条件は保険会社によって異なる）

がん診断給付金	・がんと診断を受けたときに給付金 ・支払回数は、1回のみと複数回のタイプがある ・「診断＋がん入院」を条件とする商品もある
がん入院給付金	がんで入院したときに給付金
がん手術給付金	がんで所定の手術を受けたとき、手術の種類に応じて給付金
がん通院給付金	退院後、がんの治療を目的として通院したときに給付金。入院を条件としない商品も
放射線治療給付金	がんで所定の放射線治療を受けたときに給付金
抗がん剤治療給付金	がんで所定の抗がん剤治療を受けたときに給付金
がん死亡保険金	がんを直接の原因として死亡したときの死亡保険金

第2章　医療にかかるお金の負担を軽くする

●特定疾病(三大疾病)保障保険

　がん、急性心筋梗塞、脳卒中により所定の状態になったときに、特定疾病保険金(一時金)を受け取れます。三大疾病保険金を受け取ることなく、高度障害になったり、亡くなったりした場合には、三大疾病保険金と同額の高度障害保険金、死亡保険金を受け取ることができます[※1]。なお、各保険金を重複して受け取ることはできません。

　がんに関しては、がん保険と違い、一般的に90日間の「待ち期間」はありませんが、乳がんでは90日間支払われません。また、急性心筋梗塞には、狭心症や心不全は含まれません[※2]。急性心筋梗塞と脳卒中については、医師の診療を初めて受けてから60日以上[※3]、働けない状態が続いていなければ保険金は支払われません。保障内容や支払条件をよく確認しましょう。

※1 死亡保険金がないタイプもあります。
※2 狭心症などを保障する商品もあります。
※3 30日以上などの商品もあります。

●そのほかの医療保障保険

　就業不能保険(所得補償保険)は働けなくなくなった場合に、保険金が年金で受け取れます。医療保険と異なり、自宅療養も対象です。その他、海外での治療費に備える海外旅行保険、介護費用に備える介護保険(→P.178)、認知症に特化した認知症保険(→P.181)、患者申出療養制度に特化した保険、先進医療と臓器移植に特化した保険などがあります。

　また、ミニ保険会社(少額短期保険業者)の商品は、保険金額が少なく、保障期間も短い(更新可)ですが、保険料がリーズナブルでユニークな商品が多いのが特徴です。たとえば、糖尿病や合併症、虫歯など特定の病気に特化した商品や、がん免疫細胞療法の治療費を補償する商品などがあります。

プラスワン・アドバイス　plusone advice

抗がん剤投与のタイミング

　この章では、医療費を節約する方法を取り上げていますが、ご相談の中で実際の医療費の節約につながった例が複数あるのは、抗がん剤投与のタイミングの見直しです。

　抗がん剤には、健康保険の対象になるものも多くありますが、月に1度の抗がん剤投与では、高額療養費の対象にならない金額設定の（＝たとえば1回の費用が7万円など）抗がん剤がいくつもあります。

　抗がん剤治療において、価格から抗がん剤の種類を選ぶわけにはいきませんし、がん闘病中の方にとっては、費用負担は気になっても、高額療養費に有利になるようなタイミングで投与してもらおうと考える余裕がないのが普通だと思います。

　とはいえ、抗がん剤治療は6カ月などの単位で何クールも繰り返すケースが多く、長期にわたると費用負担で貯蓄を減らしてしまいます。そこで、**高額療養の対象になるようなタイミングで投与するように医師に伝えること**も、費用を抑える工夫のひとつだと思います。

　一例として月に1度、たとえば月の半ばに抗がん剤投与をしているとしましょう。月に1回の投与だけでは高額療養費の対象にならない場合、抗がん剤投与のタイミングを月初と月末に1度ずつ、つまり**同じ月に2回にしてもらう**と、その月は高額療養費の対象になりやすくなります。

　高額療養費の対象になると、4回目からは「限度額」が下がるので、年間の医療費も抑えられます。

入院のタイミング

　同じような話として、入院の日も気にしたいところ。「いつ、入院しますか？」と尋ねられるような計画的な入院の場合は、できるだけ月初に入院することをおすすめします。

なぜなら同じ2週間の入院でも、25日から翌月の7日までの入院の場合は、医療費の自己負担分を2回支払わなければなりません。高額療養費の精算期間は、1日から末日（30日か31日）までとなっているため、月をまたいでしまうと、2回（月）分支払うことになるからです。
　月の半ば以降の入院を避けて、1日に入院して14日に退院すれば、入院期間は同じ月に収まりますので、高額療養費の負担も1回（月）で済みます。高額療養費の制度をきちんと理解しておけば、このように同じ入院日数であっても、支払う金額を抑えられるわけです。
　緊急を要する入院では、入院日を選ぶのは難しいと思いますが、入院日をある程度自分で選択できるのであれば、できるだけ月初めを選ぶことをおすすめします。

第3章

介護保険制度を上手に利用する

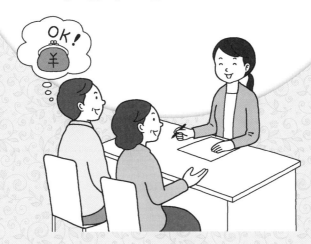

知っ得 17 介護の相談はまず、地域包括支援センターへ

親に介護が必要になったとき、真っ先に相談する場所は、親の住所地を担当する「地域包括支援センター」です。

●75歳を過ぎると、介護が必要になる人が急増

親にはいつまでも元気でいて欲しいと思いますが、75歳を超えると急に介護が必要になる確率が高まります。また、昨日まで元気だった親が脳卒中で倒れ介護が必要になるなど、突然、起こるのも介護の特徴です。

◎ 年齢層別人口に占める要介護認定者の割合

65～69歳	70～74歳	75～79歳	80～84歳	85歳以上
2.9%	6.2%	13.3%	28.7%	59.8%

厚生労働省「介護給付費等実態調査（平成28年3月審査分）」
総務省統計局「人口推計（平成28年8月報）」平成28年3月1日現在（確定費）

◎ 介護が必要となったおもな原因

第1位	認知症　18.0%
第2位	脳血管疾患（脳卒中）16.6%
第3位	高齢による衰弱　13.3%
第4位	骨折・転倒　12.1%
第5位	関節疾患　10.2%

出典：厚生労働省「平成28年国民生活基礎調査の概況」

※「認知症」は、2001年調査では6位、2004年調査は4位、2007年調査以降は2位で、2016年調査で初めて1位になりました。

介護の相談はまず、地域包括支援センターへ

知っ得 17

●介護が必要になったら「地域包括支援センター」へ

「脳卒中で突然倒れた」「骨折で入院し、車いす生活になった」「最近、親の言動がおかしい。認知症かもしれない」など、介護は、突然、始まります。初めてのことで、何をどうしていいのか不安だと思います。こんなときに頼りになるのが地域包括支援センターです。名称は高齢者相談センターなど地域によって異なります。地域包括支援センターは中学校区に概ねひとつあります。

●高齢者について幅広い相談ができる

地域包括支援センターには主任介護支援専門員（ケアマネジャー）、保健師、社会福祉士、看護師等の専門家がいます。ワンストップで介護のほか、健康や福祉、医療について、高齢者本人や家族のさまざまな悩みについて無料で相談できます。介護だけではなく、高齢者についての幅広い相談ができます。

各専門家に相談できること

主任介護支援専門員	介護に関すること
保健師	介護予防や、健康増進に関すること
社会福祉士	権利擁護や生活全般に関すること
看護師	医療に関すること

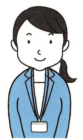
主任ケアマネジャー

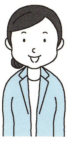
保健師

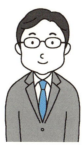
社会福祉士

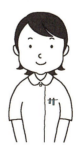
看護師

第3章 介護保険制度を上手に利用する

- **地域包括支援センターで相談できること**
- ・介護保険サービスを利用するにはどうしたらよいか
- ・介護生活にはお金がいくらかかるのか
- ・親を呼び寄せたらひきこもりがちになってしまった
- ・親が徘徊するようになった
- ・高齢者向け住まいへの住み替えを検討している
- ・成年後見の利用方法を知りたい

●地域包括支援センターを探すには

　利用するには、住所地のある地域包括支援センターをインターネットなどで調べ、電話してみましょう。インターネットで調べるときは、

　　自治体名　＋　地域包括支援センター

で検索します。なお、「高齢者相談センター」など、市区町村ごとに独自の名称が付いている場合もありますので注意しましょう。

●相談内容は具体的にメモしておこう

　電話するときは、相談内容を簡潔に伝えたうえで、相談日時を予約しておくと、当日の対応がスムーズです。相談の際は、アドバイスを受けたい項目をメモしておくと、より具体的なアドバイスを受けることができます。市区町村の担当課（介護保険課、高齢者福祉課など）と異なり、大半は土曜日も開いています。

　地域包括支援センターでは、相談だけではなく、介護保険のしくみや高齢者向けサービスなどをわかりやすくまとめたパンフレットも入手できます。お近くの地域包括支援センターに行ってみましょう。

介護の相談はまず、地域包括支援センターへ　知っ得17

> ●**地域包括支援センターで行っていること**
> ・介護や福祉に関する相談への対応、支援
> ・介護予防ケアプランの作成
> ・高齢者に対する虐待の防止やその他の権利擁護事業　など

◎ その他にもこんな相談窓口がある

●家族会や認知症カフェ

　公的な相談窓口のほか、「介護家族の会」「認知症カフェ(オレンジカフェ)」などの地域の高齢者コミュニティもおすすめです。地元の介護施設の評判や介護保険外サービスなど、生の情報が得られます。

　特に、認知症が疑われる場合、病院などに行く前に、「認知症家族の会」「認知症カフェ」などの会員にアドバイスを受けると良いでしょう。日本には、まだ、認知症の専門医は少なく、誤診や抗認知症薬の過剰投与により症状が悪化するケースが少なくありません。地域包括支援センターで地域の高齢者コミュニティの情報を収集しましょう。

●医療ソーシャルワーカーやケアマネジャー

　退院後の介護が不安であれば、病院の医療ソーシャルワーカーに相談しましょう。近くに居宅介護支援事業所があれば、事業所のケアマネジャーに相談することもできます。相談だけではなく、要介護認定申請の代行も頼むことができます。

●ファイナンシャル・プランナー

　また、介護は終わりの見えない長期戦です。介護を乗り切るためには、親子のライフプランと長期的な資金計画を立てることが大切です。資金計画の相談を、ライフプランの専門家であるファイナンシャル・プランナーにする方法もあります。

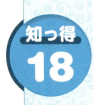

40〜64歳では介護保険のサービスを利用できない場合もある

介護が必要になったときに頼りになるのが介護保険です。しかし、介護保険ですべてをカバーすることはできません。介護保険のしくみをわかりやすく説明します。

●介護保険サービスを利用できるのは、まず40歳以上の人

　40歳になると介護保険に自動的に加入し、保険料を一生涯支払うことになります。原則65歳から介護サービスを1割または2割※の負担で利用することができます（→P.110）。

　なお、民間の介護保険のように現金をもらえるわけではありません。

※ 2018年8月から、65歳以上で特に所得が高い人は3割負担となります。

●利用条件は年齢で異なる

　65歳以上の方（第1号被保険者）は要介護になった原因を問わず利用できますが、40歳〜64歳の公的医療保険加入者（第2号被保険者）は、要介護になった原因が、厚生労働省が定める16種類の特定疾病の場合に限られます。

　また、介護保険ですべてカバーすることはできません。40歳未満で要介護状態になった方、40〜64歳の方で16種類の特定疾病以外の疾病や骨折などのケガで要介護状態になった方は、介護保険を利用できません。

　なお、要介護度に応じた利用限度額が定められていて、利用限度額を超えて利用したサービスは全額自己負担です。配食サービスなど介護保険のメニューにないサービスを利用する場合も、全額自己負担です。これら自己負担分に備え、民間介護保険を検討しましょう。

40～64歳では介護保険のサービスを利用できない場合もある 知っ得18

● 第1号被保険者と第2号被保険者

被保険者の種類	第1号被保険者 （65歳以上の人）	第2号被保険者 （40歳以上65歳未満の公的医療保険加入者）
サービスを利用できる方	要支援・要介護の認定を受けた人。その状態になった原因を問わない	要支援・要介護の状態になった原因が16種類の特定疾病の人
保険料	所得に応じて市区町村ごとに決める	加入している医療保険の算定方法に基づいて決める
保険料の支払方法	年金額が年額18万円以上の人は、年金から天引き（特別徴収）。それ以外の人は市区町村から送付される納付書や口座振替で納める（普通徴収）	医療保険料と一緒に納める

●厚生労働省が定める特定疾病

① 末期がん（医師が一般に認められている医学的知見に基づき回復の見込みがない状態に至ったと判断したものに限る）
② 関節リウマチ
③ 筋萎縮性側索硬化症
④ 後縦靱帯骨化症
⑤ 骨折を伴う骨粗鬆症
⑥ 初老期における認知症
⑦ 進行性核上性麻痺、大脳皮質基底核変性症およびパーキンソン病（パーキンソン病関連疾患）
⑧ 脊髄小脳変性症
⑨ 脊柱管狭窄症
⑩ 早老症
⑪ 多系統萎縮症
⑫ 糖尿病性神経障害、糖尿病性腎症および糖尿病性網膜症
⑬ 脳血管疾患
⑭ 閉塞性動脈硬化症
⑮ 慢性閉塞性肺疾患
⑯ 両側の膝関節または股関節に著しい変形を伴う変形性関節症

第3章　介護保険制度を上手に利用する

知っ得 19 介護保険の保険料は住むところや所得で変わる

65歳以上の方の保険料は住むところや所得で大きく異なります。工夫次第で保険料の負担を軽くできます。

●65歳以上の方（第1号被保険者）の保険料

公的年金が年額18万円以上の方は年金から天引きされます（特別徴収）。特別徴収は、4月、6月、8月、10月、12月、2月の年6回です。それ以外の方は、市区町村から送られてくる納付書や口座振替により、個別に支払います（普通徴収）。

●介護保険料は住むところで大きく違う

65歳以上の方の保険料は、2000～2002年度は全国平均で2,911円でしたが、2015年～2017年度には月5,514円となっています。

また、住む場所で保険料は大きく異なり、2015年度の最高額は奈良県天川村の8,686円、最低額は鹿児島県三島村の2,800円と、その差は最大3.1倍になっています。こんなに保険料が違うのなら、老後は保険料の安い地域に移住しようと思うかもしれません。

しかし、介護サービスを提供する事業者や施設が少ないと、介護サービスを受けたくても受けることができず、その結果、保険料が低いということもあります。保険料が低い地域が必ずしも得とは言えません。

団塊の世代が75歳以上になる2025年度には、全国平均額が8,165円になる見込みです。介護保険料は月5,000円が負担の限界と言われていますので、深刻な問題です。

介護保険の保険料は住むところや所得で変わる

● 世帯の誰かの所得が多いと本人の保険料も高くなる

個々の被保険者の保険料は、所得水準に応じて標準的には9段階に区分された保険料率に基準額をかけて算定されます（→P.84）。

所得段階を細分化したり、保険料率を変更したりするなど、独自に設定している市区町村もあります。基準額が5,514円の場合の保険料は、所得が最も低い第1段階では2,481円、最も高い9段階では9,374円となります。第1～3段階では、世帯全員が住民税非課税でなければなりません。

なお、消費税が10％になった場合には、第1段階～3段階の所得の人の保険料の負担がさらに軽減される予定です。

40歳～64歳の方（第2号被保険者）の保険料

会社員や公務員の介護保険料は、月給とボーナスに、健康保険などの医療保険者ごとに定める保険料率をかけて算出します。収入が多い方は介護保険料も多くなります。介護保険料は医療保険料と一緒に給与天引きされます。任意継続を除き労使折半です。被扶養者（配偶者など）の保険料は別途支払う必要はありません。

自営業者など国民健康保険の加入者は、市区町村が本人の所得等に応じて保険料を決めます。介護保険料は、国民健康保険料と一緒に、世帯主が配偶者など他の被保険者の分もまとめて支払います。

● 大手企業社員の保険料は増額になった！

2017年8月から介護保険料納付のしくみが「総報酬割」に変わりました。改正前、第2号被保険者1人あたりの介護保険料は、全国ベースで、介護給付費の28％にあたる額を算出し、これを第2号被保険者数で割って計算しました。

第3章　介護保険制度を上手に利用する

◆65歳以上の所得段階別定額保険料

所得段階	対象者	保険料額	基準額が5,514円の場合の保険料
第1段階	生活保護受給者、世帯全員が住民税非課税の老齢福祉年金受給者、世帯全員が住民税非課税で本人の年金収入等が80万円以下	基準額×0.45 (0.3)	2,481円
第2段階	世帯全員が住民税非課税 本人の年金収入等80万円超120万円以下	基準額×0.75 (0.5)	4,136円
第3段階	世帯全員が住民税非課税 本人の年金収入等120万円超	基準額×0.75 (0.7)	4,136円
第4段階	世帯の誰かが住民税課税 本人は非課税かつ年金収入等80万円以下	基準額×0.90	4,963円
第5段階	世帯の誰かが住民税課税 本人は非課税かつ年金収入等80万円超	基準額×1.00	5,514円
第6段階	本人が住民税課税 合計所得金額125万円未満	基準額×1.20	6,617円
第7段階	本人が住民税課税 合計所得金額120万円以上190万円未満	基準額×1.30	7,168円
第8段階	本人が住民税課税 合計所得金額190万円以上290万円未満	基準額×1.50	8,271円
第9段階	本人が住民税課税 合計所得金額が290万円以上	基準額×1.70	9,374円

※第1段階〜第3段階の保険料額の(　)の保険料率は、消費税10%の場合。

介護保険の保険料は住むところや所得で変わる　知っ得19

　この計算方法では、第2号被保険者1人あたりの介護保険料は、医療保険者（国民健康保険、健保組合、共済組合、協会けんぽ）の種類を問わず同額となりますので、給与水準が低いと収入に占める保険料の割合が高まり、給与水準によって保険料の負担感に不公平感が生じます。

　そこで、この不公平感を解消するため、被保険者数ではなく、各医療保険者の総報酬額に比例して介護納付金を計算するしくみ（総報酬割）に変更されました。

　しかし、一気に総報酬割を導入した場合、支払う保険料が大きく変わり混乱を生じるので、2017年8月～2018年3月までは、第2号保険料全体の2分の1だけを総報酬割の対象とし、2019年度は4分の3、2020年度から全面導入となります。なお、自営業者などが加入する国民健康保険には適用されません。

⬇ 総報酬割全面導入後の介護保険料

	月額保険料 （労使含めた月額）	増減額
健保組合（大企業中心）	5,852円	＋727円
上位10組合	10,793円	＋5,668円
下位10組合	3,465円	－1,660円
協会けんぽ（中小企業が多い）	4,043円	－241円※
共済組合（公務員）	7,097円	＋1,972円

出典：2016年10月19日社会保障審議会 介護保険部会（第67回）参考資料より

※ 実際の負担額との差

第3章　介護保険制度を上手に利用する

介護保険料を滞納するとどうなる?

　介護保険料を払わないと、滞納期間に応じてペナルティが課されます。滞納する前に役所に相談しましょう。

● 1年以上滞納した場合
　納期限から1年以上滞納すると、自分で利用料を全額立て替えて支払い、申請により後で9割または8割相当分の払い戻しを受けること（償還払い）となります。

● 1年6か月以上滞納した場合
　納期限から1年6か月以上滞納すると、償還払いされる金額（9割または8割相当）の一部または全額の支払いが一時差し止められます。それでも、滞納が続く場合には、差し止めされた額から滞納保険料が差し引かれることがあります。

● 2年以上滞納した場合
　2年以上滞納すると、滞納期間に応じて一定期間、利用者負担が1割または2割から3割に引き上げられます。その間は、高額サービス費の払い戻しや食費・居住費（滞在費）の減額が受けられなくなります。併せて、この間の自己負担額は高額医療・高額介護合算制度の合算の対象となりません。

知っ得 20 介護保険サービスを利用するには要介護認定が必要

65歳になると市区町村から介護被保険者証（介護保険証）が郵送されてきます。しかし、医療保険と異なり、介護保険証を持っているだけでは、介護保険サービスを利用できません。

◉申請して要介護認定を受けて初めて利用できる

　介護保険サービスを利用するには、申請して要介護認定を受ける必要があります。申請は、地域包括支援センターや市区町村の介護保険窓口で行います。申請は、本人だけではなく、家族や地域包括支援センター、ケアマネジャー、介護施設にも代行してもらえます。

　申請には、申請書と介護保険証（40歳〜64歳の人は健康保険などの医療保険証）が必要です。なお、40歳〜64歳の方は特定疾病に該当することが要件ですので、主治医に確認のうえ申請してください。

◉要介護認定申請か総合事業か、窓口で振り分けられる

　窓口では、介護が必要な人が65歳以上の場合は、心身の状況や生活の様子などの聞き取りを行ったうえで、要介護認定をすべきか、基本チェックリスト※を実施して介護予防・日常生活支援総合事業（総合事業→P.130）のサービスにつなげるかの判断が行われます。ただし、40歳〜64歳の人はそのまま全員、要介護認定の対象となります。

　また、要介護度が軽度であると予測されても、希望するサービスがホームヘルプ（訪問介護）やデイサービス（通所介護）以外のサービス（福祉用具のレンタルなど）を含む場合は、要介護認定を申請することになります。

　※ 生活状況を判断するため、25項目の質問に回答します。その結果、要介護認定をする方、介護予防・生活支援サービス事業対象の方、非該当の方に分類されます。

● 介護保険のサービスを利用するまでの流れ

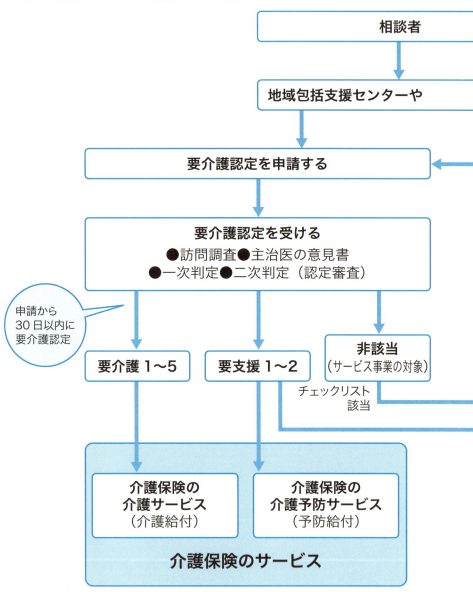

介護保険サービスを利用するには要介護認定が必要

※ 下記の図は一般的な介護保険利用の流れをわかりやすく示したものです。
　詳細につきましては、お住いの市区町村にお問い合わせください。

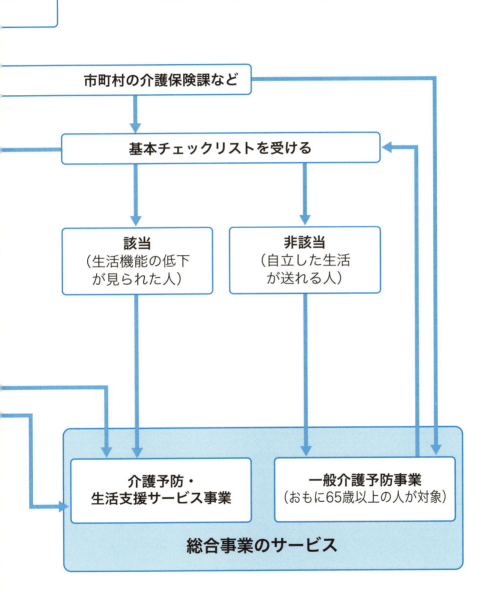

第3章　介護保険制度を上手に利用する

●訪問調査から認定までは原則30日以内

　要介護認定の申請をすると、市区町村の担当職員などが自宅や病院などに訪ねてきます。調査員が全国共通の「認定調査票」に基づき、本人の心身の状況や日頃の生活、家族・居住環境など74項目について確認します(訪問調査)。

　訪問調査と主治医の意見書の一部をコンピューターに入力し、一次判定が行われます。主治医がいない場合は、市区町村が紹介してくれます。

　一次判定の結果と訪問調査の特記事項、主治医の意見書の記載事項を加味して、市区町村の介護認定審査会で、保健、医療、福祉の専門家が審査をします(二次判定・認定審査)。

　認定審査の結果は、要介護度に応じて、軽いほうから「非該当(自立)」「要支援1、2」「要介護1～5」が記載された新しい介護保険証が市区町村から郵送されてきます。介護保険の利用方法やサービス事業者のリストなども一緒に同封されています。

　結果は申請から原則30日以内に通知されます。日常生活で不便を感じるようになったら早目に申請しましょう。

●訪問調査(認定調査)を受けるコツ

　訪問調査は、家族構成などを聞く概況調査、全国共通の調査票の項目にしたがって調査員が当てはまる状況をチェックする基本調査、それ以外に調査員が気づいたことを記述する特記事項に分かれます。

●基本調査のポイント

　基本調査では、体の状況や日常の生活状況、認知症の有無、介護の状況、最近受けた治療等などが聞かれます。実際、体を動かすような項目もあります。所要時間は30分～1時間程度です。

介護保険サービスを利用するには要介護認定が必要

予行演習をしておく

　矢継ぎ早に質問されると、うまく答えられず間違った回答をするかもしれません。質問項目はウェブ上の「認定調査員テキスト2009年改訂版（平成27年4月改訂）」で確認できますので、事前に本人と予行演習をしておくと、当日落ち着いて回答できるでしょう。ウェブ上で一次判定のシミュレーションもできます。

家族が同席して実態を正しく伝える

　高齢者の中には、張り切り過ぎて、できないのに「できる」と答えたり、家族から介助を受けているのに「自分でやっている」と答える方も少なくなく、判定が軽く出てしまうことがあります。訪問調査には必ず本人の様子をよく知る家族が同席して、調査員に実態を正しく伝えてください。

> **注意！** 意見書を書いてもらう主治医の選び方
>
> 　介護の手間を判定結果により正確に反映するために、二次判定での主治医の意見書はとても重要です。
> 　内科、眼科、整形外科、泌尿科など複数の診療科にかかっている場合、どの医師に意見書を書いてもらうかで、要介護認定の結果に違いがでる場合があります。一番よく通っているのが内科だったとしても、歩行に問題があるのであれば、状況を一番よくわかっている整形外科の医師に意見書をお願いするのが良いでしょう。
> 　内科の医師に意見書を書いてもらうのなら、ただ単に「意見書をお願いします」と頼むのではなく、歩行が困難な状況を詳しく伝え、「特筆すべき事項」に一筆書いてもらえるようにお願いしましょう。

要介護度が上がると自己負担額が上がるサービスも

　逆に、要介護度が重く判定されれば、サービスの利用限度額が多くなりますので、要介護度を重くしようと演技をする人もいます。でも、ウソは必ず見破られます。

　介護サービスの中には、デイサービス（通所介護）、ショートステイ（短期入所生活介護）など、要介護度が上がると、同じサービスなのに、サービス単価が上がるものもあります。要介護度を重くしても必ずしも得とは言えません。調査ではありのままを伝え、普段の様子を見てもらうことが大切です。

● 特記事項

　基本調査でうまく回答できないと、コンピューターで判断される一次判定では、要介護度の判定の信頼度に疑問が残ります。これを補うのが、特記事項です。

介護状況や困っていることを具体的に伝える

　普段の介護状況や困っていることなどをメモしておき、調査員に口頭やメモなどを渡して伝えましょう。本人の前で伝えにくい事柄は調査員にメモを渡すなど本人への配慮も必要です。

　要介護度の判定は、介護にかかる手間（時間）や、心身状態の安定度などで判断されます。病気の重さとは一致しません。末期がんでも食事や歩行がひとりでできれば、要介護度は軽くなります。介護がどのくらい手間がかかるのかを具体的に伝えるのがポイントです。

● 要介護認定が出たら

　要介護1〜5と判定されたら、自宅を中心としたサービスを利用する人は、居宅介護支援事業所に連絡します。介護老人福祉施設（特別

介護保険サービスを利用するには要介護認定が必要

養護老人ホーム）、介護老人保健施設、介護療養型医療施設への入所を希望する人はそれぞれの施設に連絡します。要支援1・2と認定された人と介護予防・生活支援サービス事業対象者は、地域包括支援センターに連絡します。

その後は、それぞれに所属するケアマネジャーと相談してケアプランを作成してもらい、サービス事業者と契約をし、サービスが開始されます。

申請からサービス開始までにかかる費用の自己負担はありません。サービス利用にあたっては、費用の1割または2割※や居住費（滞在費）・食費などが自己負担になります。

※ 2018年8月から、65歳以上で特に所得が高い人は3割負担となります。

注意！ 認定前でも暫定ケアプランでサービスを利用できる

要介護認定の効力は、申請日にさかのぼるので、申請してから結果が通知されるまでの間でも、「暫定ケアプラン」を作成し、届け出ることで介護サービスを利用できます。知っておくと役立ちます。

この場合は、いったん費用を全額立て替え、認定後に自己負担分を除き払い戻してもらうことになります。

ただし、認定の結果が暫定ケアプランで想定した要介護度より低い、もしくは「非該当」であった場合、その分の費用は全額自己負担となりますので気をつけてください。

まれなケースですが、申請後、認定調査前に利用者が死亡した場合のサービス費も全額自己負担になります。

なお、これら全額自己負担部分について助成をしている市区町村がありますので、確認しておきましょう。

●要介護認定には有効期限がある

要介護認定には有効期限がありますので注意してください。初回は原則6か月（上限12か月）、更新は、原則12か月（上限36か月）です。継続して利用するためには、有効期限が終了する前に忘れずに更新の手続きをしましょう。更新申請は有効期限の6か月前から手続きできます。

⬇ 要支援・要介護度の目安

要介護状態区分	状態のめやす
非該当	日常生活は自立していて、介護や支援の必要がない
要支援1	ほぼ日常生活は自立しているが、要介護状態（常時介護が必要な状態）となることを予防するために支援や改善が必要
要支援2	日常生活に支援が必要だが、支援によって要介護状態にいたらず、改善できる可能性が高い
要介護1	立ち上がりや歩行などに不安定さがあり、日常生活に部分的な介護が必要
要介護2	立ち上がりや歩行などが不安定で、排せつや入浴などでも一部または全部で介護が必要
要介護3	立ち上がりや歩行、排せつや入浴、衣服の着脱などに、ほぼ全面的な介護が必要
要介護4	日常生活全般にわたって動作能力が低下し、介護なしで日常生活を送るのが困難
要介護5	生活全般に全面的な介護が必要で、介護なしではほぼ日常生活を送ることができない

介護保険サービスを利用するには要介護認定が必要

●認定結果に納得がいかない場合は

　認定結果に納得がいかないときは、結果の通知を受けてから3か月以内に都道府県の介護保険審査会に書面で申し立てることができます。

　しかし、審査請求をする前に、市区町村の窓口で審査判定資料（認定調査票、主治医意見書など）のコピーを入手し、認定処分の経緯について説明を受けることをおすすめします。

　それでも納得できない場合は、審査請求をすることになりますが、決定までに数か月かかることもあり、また、判定を覆すことは容易ではありません。それよりも、ケアマネジャーと相談して区分変更申請をして、改めて認定調査をやり直すと良いでしょう。この場合、ケアマネジャーと審査判定資料を分析し、準備万全で臨みましょう。

> **memo　基本チェックリストを受けて、総合事業を利用する**
>
> 　要介護度が軽度と予測され、希望するサービスが訪問介護や通所介護（デイサービス）のみの場合は、「基本チェックリスト」が実施されます。判定結果が総合事業の対象者と該当した場合に、介護予防・生活支援サービス事業（訪問型サービス・通所型サービスなど）が利用できます（→P.130）。
>
> 　基本チェックリストによる判定はすぐに出ます。申請から要支援・要介護認定まで30日ほどかかる要介護認定を受けるよりも、早くサービスを利用することが可能です。
>
> 　「基本チェックリスト」の結果、非該当となった場合でも、市区町村が実施している一般介護予防事業を利用できます。なお、一般介護予防事業は65歳以上であれば、「基本チェックリスト」を受けなくても申し込めます。

> **知っ得 21　快適介護生活はケアマネ次第**
>
> ケアマネジャー（介護支援専門員）は、介護保険の申請からケアプラン（介護計画）の作成、サービス事業者との調整のほか、相談などにも応じる専門職です。

●ケアマネジャー選びのポイント

ケアマネジャーは、長期におよぶ介護生活のよき伴走者でもあります。それだけに、ケアマネジャーとの相性はとても重要です。

●専門分野は何か

ケアマネジャーには、介護福祉士や社会福祉士などの介護系の資格を持っている人と、看護師や理学療法士などの医療系の資格を持っている人、ヘルパー歴5年以上などの現場経験を持った人がいます。医療的な処置や配慮が必要な場合は、医療系の資格を持ったケアマネジャーが良いでしょう。

●話をよく聞いてくれるか

本人や家族の意向にきちんと耳を傾けてくれ、利用者本位のケアプランを作成してくれ、プロとして具体的にわかりやすく平易な言葉でアドバイスをしてくれるかも重要なポイントです。

●その他

急を要する場合にすぐ駆けつけてくれるか（フットワークがいい）、頼んだことを迅速に処理してくれるか（スピード感がある）、連絡調整役としての能力（ネットワークの広さや強さ）、専任かどうか、担当件数が35件を超えていないか、ケアマネジャーとしての経験年数、介護保険以外の福祉施策もよく知っているか、なども考慮に入れましょう。

快適介護生活はケアマネ次第 知っ得 21

●ケアマネジャーとうまくいかないときは

　ケアマネジャーとは長い付き合いになります。ケアマネジャーの言動に疑問を感じたら、がまんせず、直してほしい点をケアマネジャーに伝えてみましょう。

　それでもうまくいかないと感じたら、ケアマネジャーが所属する居宅介護支援事業所に交代をお願いしましょう。居宅介護支援事業所自体を変更することもできますので、役所の介護保険窓口に相談してください。

　ただし、ある程度の妥協も必要です。変更ばかりしていると、どこも受けてくれないという事態を招きかねません。

> **memo　居宅介護支援**　　　　要支援1・2　要介護1〜5
>
> 　居宅介護支援はケアマネジャーが提供するサービスです。
> 　居宅介護支援事業所のケアマネジャーにケアプランを作成してもらうほか、サービス事業者との連絡調整など安心して介護サービスを利用できるように支援してもらいます。要支援1・2の方は、地域包括支援センターの職員などに介護予防ケアプランを作成してもらいます。
> 　ケアプランの作成等の利用者の自己負担はありません（全額を介護保険で負担します）。

第3章　介護保険制度を上手に利用する

プラスワン・アドバイス　plusone advice

介護が始まる前に「介護プラン」を話し合っておこう

　自分の介護の前に、親の介護に直面するのが現実だと思いますが、「要介護状態になった場合、どのような介護を受けたいのか」について、親子で話し合っているご家庭は珍しいほうだと思います。介護の話題は、親子間において向き合うことをできるだけ避けたいテーマと言えるからでしょう。

　気が進まないとは思いますが、介護のことは家族間で積極的に話題にするべきだと考えます。介護が必要になる前から「介護プラン」について話し合っていたご家庭のほうが、介護にかかる費用を抑えやすい現実を、介護費用に関わるご相談の中で実感してきているからです。

お金の問題を先送りすると、財産や貯金に悪影響が

　介護の希望や費用の負担について、まったく話題にしてこなかったご家庭で、親に介護が発生したら、目の前の介護を乗り切ることで精いっぱいになるのが現実です。そうなると当然、お金の問題は先送りされます。目の前に降りかかってきた問題に対応するのに忙しく、介護にようやく慣れてきたら数年が経ってしまったというのはよくある話。その結果、親の財産が枯渇しただけでなく、子世帯の貯金も想像以上に減ってしまったご家庭を何ケースも見てきています。

　たとえば、こんな実例があります。在宅介護に強いこだわりがある親御さんが、24時間3交代で介護ヘルパーを雇い、長生きできたのは良い反面、親の貯蓄が底を突いたケースです。ひと月70万円もの介護費用を支払ってきたのですが、それ以外に生活費もかかりますから、1億円以上あった貯蓄は底を突き、現在は自宅を売却して、有料老人ホームに入居されています。

　ご本人曰く、「早い時点で住み替えをしていたら、もっとグレードの

高い有料老人ホームに入れたはずだ」と後悔されており、自宅と貯金を相続できなくなったお子さんたちは、親の介護に対するお金の使い方に憤りを感じています。

　介護がスタートした時点で、きちんと話し合いをしていれば、資産の目減りをもう少し緩やかにできたと思うケースがたくさんあることを知っておいたほうが良いでしょう。

介護は親自身のお金で
　介護プランを立てるときのポイントは、自分の心づもりよりは長生きすると考えること。同時に、親の介護のために、子供世代は金銭的な援助をしないことも重要です。離れて暮らしているなど、介護を担うことができないと、金銭的負担で対応しようと考えることが少なくありませんが、それでは自分たちの世代の介護費用の捻出が難しくなります。

　本文でもご紹介してきている通り、日本の介護保険制度にはさまざまな軽減制度があるわけですから、軽減制度をフル活用して、親が持つ資産や受け取っている年金の範囲で受けられる介護プランを作成することが大切です。

第4章

在宅と施設での介護サービスにかかるお金

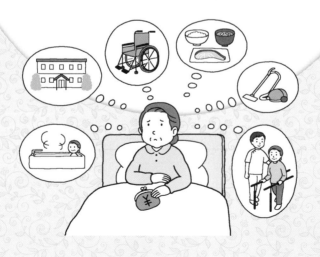

10年以上在宅介護が続くと600万円を超える介護費用が！

介護はいつ終わるかわかりません。長引けば介護破産の可能性も。介護費用の準備はできていますか？

●自宅で介護をする場合、月々平均5万100円

　在宅介護にかかる費用は、訪問介護やデイサービス、福祉用具などの介護保険サービスの利用にかかる費用と、医療費やおむつ代などの介護サービス以外の費用があります。

　利用者の要介護度や介護期間によって千差万別ですが、目安になる金額を示しておきます。

　公益財団法人生命保険文化センター平成27年度「生命保険に関する全国実態調査」によると、在宅の場合、住宅改修や介護用ベッドの購入にかかった一時費用（公的介護保険サービスの自己負担費用を含む）は77万2,000円、月々の費用（自己負担分）は平均5万100円（年間約60万円）、介護期間は平均55.7か月となっています。

　単純計算すると、在宅介護にかかる費用の総額は、平均で約356万円となります。仮に10年以上介護が続いた場合には、約678万円以上の介護費用が必要になります。

10年以上在宅介護が続くと600万円を超える介護費用が！

知っ得 22

🔽 介護保険のサービス利用にかかるお金（1割負担の場合）
青が介護保険サービス、グレーがそれ以外の費用

● ホームヘルプ（訪問介護）・訪問看護など自宅に訪問してもらって利用するサービス

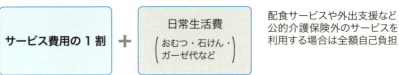

配食サービスや外出支援など公的介護保険外のサービスを利用する場合は全額自己負担

● デイサービス（通所介護）・通所リハビリテーションなど施設に通って利用するサービス

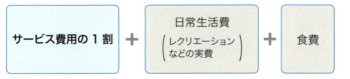

● ショートステイ（短期入所生活介護）など、短期間入所して利用するサービス

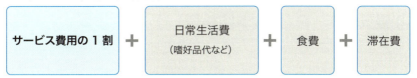

● 特別養護老人ホーム（介護老人福祉施設）など、介護保険施設でのサービス

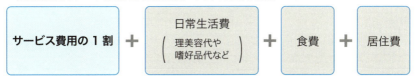

● グループホームや有料老人ホーム※、サービス付き高齢者向け住宅など

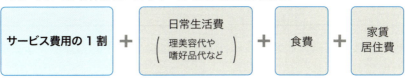

※ このほかに入所一時金がかかる場合があります。

第4章 在宅と施設での介護サービスにかかるお金

知っ得 23 要介護度によって利用できるサービスはさまざま

要支援や要介護のレベルに応じて、サービス内容が異なってきます。サービス内容の違いについて知りましょう。

●要介護1～5（介護給付）

「要介護」と認定を受けた方が利用できる介護サービスは、大きく、ケアプラン（居宅介護計画書）を作成してもらえる「居宅介護支援」、自宅で暮らす方を対象とした「居宅サービス」、できるだけ住み慣れた地域で生活できるようにつくられた地域住民対象の「地域密着型サービス」と、特別養護老人ホームなどの介護保険施設に入所して利用する「施設サービス」に分けることができます。

●要支援1・2（介護予防給付）

「要支援」と認定を受けた方は、「介護予防サービス」を利用します。このサービスは、要介護にならないように、状態の改善と悪化の予防を目的としたサービスです。要介護と認定を受けた方と似たサービスを受けることができます。なお、介護保険施設でのサービスは利用できません。

※従来の「介護予防訪問介護」と「介護予防通所介護」は、市区町村の「介護予防・日常生活支援総合事業」（総合事業）に移行しました（→P.130）。

●居宅サービス（介護予防居宅サービス）

居宅サービスは、自宅を中心に利用するサービスです。「自宅でサービスを受ける」「施設に通う」「短期間施設に入所する」など、さまざまな種類のサービスが用意されています。これらのサービスの中から、利用者の希望に合うものを組み合わせて利用します。

要介護度によって利用できるサービスはさまざま

● 地域密着型サービス（地域密着型介護予防サービス）

地域密着型サービスは、要介護や要支援状態となっても可能な限り、住み慣れた自宅や地域での生活を継続できるようにするためのサービスです。利用者と施設職員がなじみの関係が築けるように小規模な施設となっています。利用できるのは、その市区町村の住民のみです。なお、多くは、「要介護」の認定を受けた方を対象としたサービスです。

● 施設サービス

利用者の状況や必要とする援助内容によって、介護老人福祉施設（特養）、介護老人保健施設（老健）、介護療養型医療施設（介護療養病床）の3種類の介護保険施設のいずれかで受けられるサービスです。施設サービスは要支援の方は利用できません。

▼ 介護保険サービスの種類

居宅サービス	介護予防居宅サービス	自宅を中心に利用するサービス
地域密着型サービス	地域密着型介護予防サービス	住み慣れた自宅や地域で暮らしながら受けるサービス
施設サービス		介護保険施設で暮らして受けるサービス

第4章　在宅と施設での介護サービスにかかるお金

🔽 要介護度と利用できる介護サービス

要介護1〜5 ▶ 介護サービス

●居宅サービス
（自宅を中心に利用する）

[自宅に訪問してもらう]
訪問介護（ホームヘルプ）➡P.112
訪問入浴介護 ➡P.115
訪問看護 ➡P.116
訪問リハビリテーション ➡P.114
居宅療養管理指導 ➡P.115

[自宅から通って利用する]
通所介護（デイサービス）➡P.118
通所リハビリテーション（デイケア）➡P.120

[短期間施設に泊まる]
短期入所生活介護
　（ショートステイ）➡P.121
短期入所療養介護
　（医療型ショートステイ）➡P.122

[生活環境を整える]
福祉用具貸与 ➡P.124
特定福祉用具販売 ➡P.126
住宅改修 ➡P.128

[老人ホームなどで受けるサービス]
特定施設入居者生活介護 ➡P.147

●地域密着型サービス
（地域で暮らす）

定期巡回・随時対応型
　　　訪問介護看護 ➡P.116
夜間対応型訪問介護 ➡P.117
認知症対応型通所介護 ➡P.119
地域密着型通所介護 ➡P.119
認知症対応型共同生活介護
　（グループホーム）➡P.139
小規模多機能型居宅介護 ➡P.122
看護小規模多機能型居宅介護 ➡P.123

地域密着型
　特定施設入居者生活介護
地域密着型介護老人福祉施設
　入所者生活介護 ➡P.139

●施設サービス
（介護保険施設に入所）

介護老人福祉施設
（特別養護老人ホーム、特養）➡P.138
介護老人保健施設（老健）➡P.140
介護療養型医療施設 ➡P.141
（2024年3月末廃止予定）
介護医療院 ➡P.141

要介護度によって利用できるサービスはさまざま　知っ得23

要支援1・2

介護予防サービス

[自宅に訪問してもらう]
介護予防訪問入浴介護／介護予防訪問看護
介護予防訪問リハビリテーション
介護予防居宅療養管理指導

[自宅から通って利用する]
介護予防通所リハビリテーション

[短期間施設に泊まる]
介護予防短期入所生活介護
介護予防短期入所療養介護

[生活環境を整える]
介護予防福祉用具貸与／特定介護予防福祉用具販売
介護予防住宅改修

[老人ホームなどでうけるサービス]
介護予防特定施設入居者生活介護

[地域に密着したサービス]
介護予防小規模多機能型居宅介護
介護予防認知症対応型通所介護
介護予防認知症対応型共同生活介護

総合事業

[介護予防・生活支援サービス事業]
（チェックリスト該当者が対象）
通所型サービス
訪問型サービス　など ➡P.130

[一般介護予防事業]
（すべての高齢者が対象）
介護予防教室
健康体操教室　など

第4章　在宅と施設での介護サービスにかかるお金　107

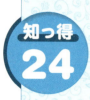

知っ得 24 介護保険でのサービス利用金額には上限がある

介護サービスは要介護度に応じた利用限度額があり、限度額を超えるサービスを利用した場合、超えた部分は全額自己負担になります。

●限度額を超えた分は、全額自己負担

　介護サービス費のうち、居宅サービスと地域密着サービスでは、要介護度に応じて、1か月あたりに利用できるサービスの利用限度額（区分支給限度基準額）が定められています。

　限度額内でサービスを利用した場合は、サービス費の1割（所得が一定額以上の第1号被保険者は2割※）の自己負担ですが、利用限度額を超えた場合はその分だけ全額自己負担となります。

※2018年8月から、65歳以上で特に所得が高い人は3割負担となります。

◆要介護2で自己負担1割の人が居宅サービスを月に22万円利用した場合

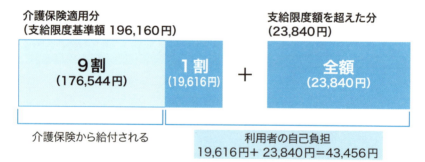

　介護保険の利用限度額を超えたサービスを独自に給付（上乗せサービス）する市区町村もありますので、調べておきましょう。

　なお、利用限度額内の自己負担が一定の金額を超えた場合、所得区分に応じて払い戻しが受けられるしくみ（高額介護（予防）サービス費

介護保険でのサービス利用金額には上限がある

→P.154) があります。

　福祉用具の購入と住宅改修費は、利用限度額の別枠で限度額が決まっています。施設サービス費もこの利用限度額に含まれません。

▼ サービスの利用限度額（区分支給限度基準額）

程度	区分	利用限度額	住宅改修費	福祉用具購入費
軽度	要支援1	50,030円 (5,003円)	20万円 (2万円)	年10万円 (年1万円)
軽度	要支援2	104,730円 (10,473円)		
軽度	要介護1	166,920円 (16,692円)		
中度	要介護2	196,160円 (19,616円)		
中度	要介護3	269,310円 (26,931円)		
重度	要介護4	308,060円 (30,806円)		
最重度	要介護5	360,650円 (36,065円)		

※（　）内は1割負担の場合の利用者負担額です。
※1単位を10円として金額に換算。1単位の単価は10円～11.40円と、地域やサービス内容により異なります。

知っ得 25 所得によって、介護サービスの自己負担割合が異なる

介護サービスの65歳以上の自己負担割合は所得によって1割または2割です。自己負担割合は「介護保険負担割合証」で確認できます。

●サービスの自己負担割合は1割または2割

　介護サービスを利用したときの自己負担は、サービス費の原則1割です。ただし、65歳以上（第1号被保険者）で、一定以上の所得のある方は2割負担となります。2018年8月からは、2割負担者のうち、特に所得が高い方は3割負担になります。65歳未満（第2号被保険者）は、所得にかかわらず1割負担です。

　介護保険事業状況報告（平成28年4月月報）によると介護保険の受給者は496万人で、このうち、現行制度で2割負担者は45万人です。2割負担者のうち、3割負担となる方は12万人（3％）です。12万人の内訳は、居宅サービス11万人、施設サービス1万人です。

●3割負担になったら、必ず負担増になるというわけではない

　ただし、高額介護（予防）サービス費（→P.154）により、自己負担額の上限があるので、3割負担になっても、すべての方が負担増になるわけではありません。たとえば、特別養護老人ホーム（特養）の入居者の一般的な費用の2割相当額は、すでに、高額介護（予防）サービス費の上限4万4,400円に当っているので、3割負担となっても、負担増となる方はほとんどいません。

　新しい自分の負担割合は、2018年度になってから送られてくる「介護保険負担割合証」で確認することができます。

所得によって、介護サービスの自己負担割合が異なる

◉65歳以上の人（第1号被保険者）の自己負担割合
（2018年8月から）

収入	負担割合
年金収入等 340 万円以上[※1]	3 割
年金収入等 280 万円以上[※2]	2 割
年金収入等 280 万円未満	1 割

出典：厚生労働省資料

※1 具体的な基準は政令事項。現時点では、「合計所得金額（給与収入や事業収入等から給与所得控除や必要経費を控除した額）220 万円以上」かつ「年金収入＋その他合計所得金額 340 万円以上（単身世帯の場合。夫婦世帯の場合 463 万円以上）」とすることを想定。⇒単身で年金収入のみの場合 344 万円以上に相当

※2 「合計所得金額 160 万円以上」かつ「年金収入＋その他合計所得金額 280 万円以上（単身世帯の場合。夫婦世帯の場合 346 万円以上）」⇒単身で年金収入のみの場合 280 万円以上に相当

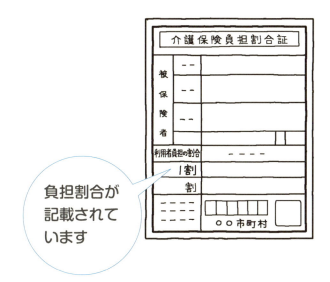

負担割合が記載されています

知っ得 26 [自宅に訪問してもらうサービス]でかかるお金

介護サービスのうち、非常によく使われているのがホームヘルプです。これら自宅で受ける介護サービスのお金を確認しましょう。

ホームヘルプ（訪問介護）　要介護1〜5　居宅

ホームヘルパー（訪問介護員）に自宅を訪問してもらい、食事、着替え、入浴などの「身体介護」や調理、洗濯、掃除などの「生活援助」を受けます。また、通院等のための乗車または降車の介助も受けられます。

なお、訪問介護（生活援助中心型）では、利用回数に上限が設定され、それより多い場合には、ケアプランを市区町村に届けることになります（2018年10月実施予定）。

◎ 自己負担（1割）のめやす

身体介護中心	20分〜30分未満	248円
	30分〜1時間未満	394円
生活援助中心	20分〜45分未満	181円
	45分以上	223円

※ 早朝・夜間・深夜などの加算があります。

通院等乗降介助（1回）	98円

※ タクシーの運賃は介護保険の対象になりません。

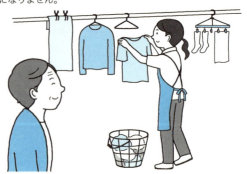

［自宅に訪問してもらうサービス］でかかるお金　知っ得26

●**ホームヘルパーにお願いできないこと**

　ホームヘルパーは家政婦ではありません。ホームヘルパーに頼めること、頼めないことを知り、無用なトラブルを避けましょう。

> ●**ホームヘルパーにお願いできないことの具体例**
> ✖ 本人以外の家族のための家事
> ✖ 同居の家族がいる場合の家事
> 　（ただし、個々の事情に応じて判断されるので、ケアマネジャーに相談）
> ✖ ペットの世話
> ✖ 草むしり・花の手入れ
> ✖ 来客の応対
> ✖ 留守番
> ✖ 入院中の掃除（入院中は介護保険のサービスを利用できません）
> ✖ 大掃除や屋根の修理などの日常的な家事の範囲を超えるもの
> ✖ カラオケ、外食、冠婚葬祭への出席、地域行事の参加などの外出介助
> ✖ 床ずれの処置などの医療行為やリハビリ
> ✖ 院内介助（通院先の病院に介助体制が整っていないときは利用できる場合も）
> ✖ 預金の引き出し、預け入れ
> ✖ 洗車など

　介護保険外のサービスとして市区町村の実施する生活援助サービスやNPO等の家事援助サービスもあります（→P.130）。ケアマネジャーや地域包括支援センターに相談してみましょう。

訪問リハビリテーション

要介護1〜5 / 要支援1・2 / 居宅

　病院やリハビリ施設に通うのが難しい方を対象に、リハビリの専門家（理学療法士、作業療法士、言語聴覚士など）に訪問してもらい、自宅でリハビリ（機能回復訓練）を受けます。

自己負担（1割）のめやす

1回あたり	290円

memo　さまざまなリハビリの専門家

理学療法士（PT）	日常生活に必要な基本的な動作（立つ、歩く、座るなど）ができるようにリハビリする
作業療法士（OT）	日常生活に即した動作（調理、着替え、入浴など）ができるようにリハビリする
言語聴覚士（ST）	脳梗塞の後遺症でうまく話せなくなった方や、嚥下（飲み込み）に障害のある方などのリハビリをする

memo　在宅医療

　独力で通院が困難な方は在宅医療を利用できます。在宅医療にかかるお金は、おもに医療費と介護サービス費です。医療費の自己負担はかかった医療費の1〜3割、高額療養費の支給もあります。介護認定を受ければ、自己負担額は介護サービス費の1〜2割[※]、高額介護（予防）サービス費も支給されます。1年間の医療保険と介護保険の自己負担額が高額の場合は、高額医療合算介護サービス費が支給されます。付き添いなしでの通院が困難になったら、気軽に在宅医療を利用しましょう。

※2018年8月から、65歳以上で特に所得が高い人は3割負担。

[自宅に訪問してもらうサービス] でかかるお金

訪問入浴介護

要介護1～5 / 要支援1・2 / 居宅

　自宅に浴槽を持ち込んでもらい、介護職員と看護職員から入浴の介助を受けます。

⬇ 自己負担（1割）のめやす【1回あたり】

要支援1・2	845円
要介護1～5	1,250円

居宅療養管理指導

要介護1～5 / 要支援1・2 / 居宅

　通院困難な利用者が、医師、歯科医師、薬剤師、歯科衛生士などに訪問してもらい、薬の飲み方、食事など療養上の管理・指導を受けます。

⬇ 自己負担（1割）のめやす
【同日、同じ建物にサービスを受ける人がほかにいない場合】

医師・歯科医師の場合（月2回まで）	507円
医療機関の薬剤師の場合（月2回まで）	558円
薬局の薬剤師の場合（月4回まで）	507円
歯科衛生士等の場合（月4回まで）	355円

※ 利用限度額（区分支給限度基準額→P.108）と別枠で利用できます。

訪問看護　要介護1〜5　要支援1・2　居宅

看護師に訪問してもらい、主治医の指示にしたがって、病状や体調の確認、薬の管理、医療行為、入浴の介助などの支援を受けます。

がん末期など、医師が特別訪問看護指示書を出した場合などでは、医療保険を使う場合もあります。

🔽 自己負担（1割）のめやす

病院・診療所から	20分〜30分未満	396円
	30分〜1時間未満	569円
訪問看護ステーションから	20分〜30分未満	467円
	30分〜1時間未満	816円

※ 早朝・夜間・深夜などの加算があります。

定期巡回・随時対応型訪問介護看護　要介護1〜5　地域

介護職員と看護師等の密接な連携による定期的な訪問を受けられます。24時間365日常駐オペレーターが対応し、サービスを受けることができます。訪問介護（ホームヘルプ）と異なり、1回あたりのサービスの時間や回数、前後の訪問介護サービスの間隔等に制限がありません。また、通報や電話などをすることで、随時対応も受けられます。

[自宅に訪問してもらうサービス]でかかるお金　知っ得26

🔽 1か月あたりの自己負担（1割）のめやす【介護、看護一体型事業所の場合】

要介護度	介護のみ利用	介護と看護を利用
要介護1	5,666 円	8,267 円
要介護2	10,114 円	12,915 円
要介護3	16,793 円	19,714 円
要介護4	21,242 円	24,302 円
要介護5	25,690 円	29,441 円

夜間対応型訪問介護　要介護1〜5　地域

　夜間（18時〜8時）に定期的な巡回で介護を受けられる訪問介護（定期巡回サービス）と、緊急時などに利用者の求めに必要に応じて介護を受けられる随時対応の訪問介護（随時訪問サービス）があります。

🔽 自己負担（1割）のめやす【オペレーションセンター設置型の場合】

基本料（1か月）	1,009 円
定期巡回サービス（1回）	378 円
随時訪問サービス（1回）	576 円

※ 随時訪問サービスはスタッフ1人の場合の利用料です。

[自宅から通って利用するサービス]でかかるお金

家族の介護疲れの息抜きや要介護者のひきこもり防止に、デイサービスなどの通所系サービスを活用しましょう。

デイサービス（通所介護）　要介護1〜5　居宅

日帰りで施設に通い、レクリエーションや食事・入浴などの介護、機能訓練が受けられます。他者との交流による孤独感の解消や家族の介護負担を減らす効果もあります。

⬇1日あたりの自己負担（1割）のめやす【通常規模施設で7〜8時間未満利用】

要介護1	645 円
要介護2	761 円
要介護3	883 円
要介護4	1,003 円
要介護5	1,124 円

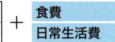

※ 送迎料金は利用料に含まれています。

注意！ お泊まりデイの費用

介護保険外のサービスとして「お泊りデイサービス」を提供している事業所もあります。宿泊費や食費などは全額自己負担です。

地域密着型通所介護 要介護1～5 地域

定員18名以下の小規模なデイサービスで、食事・入浴などの介護や機能訓練が日帰りで受けられます。

▼自己負担（1割）のめやす【7～8時間未満利用の場合】

要介護1	735円
要介護2	868円
要介護3	1,006円
要介護4	1,144円
要介護5	1,281円

＋ 食費／日常生活費

認知症対応型通所介護 要介護1～5／要支援1・2 地域

認知症と診断された方が食事・入浴などの介護や支援、機能訓練を日帰りで受けられます。

▼1日あたりの自己負担（1割）のめやす【単独型施設を7～8時間未満利用】

要支援1	852円
要支援2	952円

要介護1	985円
要介護2	1,092円
要介護3	1,199円
要介護4	1,307円
要介護5	1,414円

＋ 食費／日常生活費

デイケア（通所リハビリテーション） 要介護1〜5 / 要支援1・2 居宅

　日帰りで介護老人保健施設や病院・診療所に通い、機能訓練などが受けられます。デイサービス同様、食事や入浴なども受けられます。デイサービスよりもリハビリテーション機能が充実しています。

● 1日あたりの自己負担（1割）のめやす【通常規模施設で 7〜8時間未満利用】

要介護1	712 円	＋ 食費 / 日常生活費
要介護2	849 円	
要介護3	988 円	
要介護4	1,151 円	
要介護5	1,310 円	

※ 送迎料金は利用料に含まれています。

● 要支援での1か月あたりの自己負担（1割）のめやす

要支援1	1,712 円	＋ 食費 / 日常生活費
要支援2	3,615 円	

memo　ショートステイでの居室の種類

従来型個室	共同生活室（リビング）を併設していない個室
多床室	定員2人以上の個室ではない居室
ユニット型個室	共同生活室（リビング）を併設している個室
ユニット型個室的多床室	共同生活室（リビング）を併設。部屋は完全な個室ではなく大部屋を間仕切りで区切った空間

［短期間施設に泊まるサービス］でかかるお金

家族の介護疲れの息抜きには、ショートステイなど、短期間宿泊するサービスを活用しましょう。

ショートステイ（短期入所生活介護）

要介護1～5 ／ 要支援1・2 ／ 居宅

介護老人福祉施設などに短期間入所して、食事・入浴などの介護や日常生活の世話、機能訓練が受けられます。

家族の介護負担を軽くする効果があります。介護で肉体的、精神的に疲れがたまったときに利用すると良いでしょう。

利用できる期間は、原則1週間程度、**連続利用は30日まで**です。31日目を自費扱いにすることで、32日目以降も引き続き介護保険利用とすることができます。利用するには、一般的に利用希望日の1～3か月前にケアマネジャーを通じて申し込みます。

▼1日あたりの自己負担（1割）のめやす【併設型の施設の場合】

要介護度	従来型個室	多床室	ユニット型個室／ユニット型個室的多床室
要支援1	437 円	437 円	512 円
要支援2	543 円	543 円	636 円
要介護1	584 円	584 円	682 円
要介護2	652 円	652 円	749 円
要介護3	722 円	722 円	822 円
要介護4	790 円	790 円	889 円
要介護5	856 円	856 円	956 円

＋ 食費／日常生活費／滞在費

※食費、滞在費には、申請により、所得や資産に応じて減額されるしくみ（特定入所者介護サービス費＝補足給付）があります（→P.158）。

医療型ショートステイ（短期入所療養介護）

要介護1～5 ／ 要支援1・2 ／ 居宅

介護老人保健施設などに短期間入所して、医療によるケアや介護、機能訓練などが受けられます。

◎1日あたりの自己負担（1割）のめやす【介護老人保健施設の場合】

要介護度	従来型個室	多床室	ユニット型個室/ユニット型個室的多床室
要支援1	578円	611円	621円
要支援2	719円	765円	778円
要介護1	753円	826円	832円
要介護2	798円	874円	877円
要介護3	859円	935円	939円
要介護4	911円	986円	992円
要介護5	962円	1,039円	1,043円

＋ 食費／日常生活費／滞在費

※ 食費、滞在費には、申請により、所得や資産に応じて減額されるしくみ（特定入所者介護サービス費＝補足給付）があります（→P.158）。

小規模多機能型居宅介護

要介護1～5 ／ 要支援1・2 ／ 地域

小規模な住居型の施設への「通い」を中心に、自宅に来てもらう「訪問」、施設に「泊る」サービスを組み合わせて利用できるサービスです。

つまり、ケアプラン作成、訪問介護サービス、デイサービス、ショートステイといったサービスがひとつの事業所で受けられます。

認知症など環境変化に不安を感じる高齢者に最適です。また、仕事と介護を両立する家族にとっても、仕事にあわせて利用時間を設定できるなど、臨機応変に対応してもらえる点がおすすめです。

[短期間施設に泊まるサービス] でかかるお金

　このサービスを利用すると、今まで担当していたケアマネジャーから小規模多機能型居宅介護事業所のケアマネジャーに変更になります。

🔽1か月あたりの自己負担（1割）のめやす【同一建物に居住する者以外の者に対して行う場合】

要支援1	3,403 円
要支援2	6,877 円
要介護1	10,320 円
要介護2	15,167 円
要介護3	22,062 円
要介護4	24,350 円
要介護5	26,849 円

＋ 食費／日常生活費／宿泊費

看護小規模多機能型居宅介護　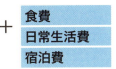

　小規模多機能型居宅介護に訪問看護の機能が加わったものです。医療的ケアが必要な人も利用できます。

🔽1か月あたりの自己負担（1割）のめやす【同一建物に居住する者以外の者に対して行う場合】

要介護1	12,341 円
要介護2	17,268 円
要介護3	24,274 円
要介護4	27,531 円
要介護5	31,141 円

＋ 食費／日常生活費／宿泊費

[生活環境を整えるサービス]でかかるお金

福祉用具を使ったり、自宅をリフォームしたりして、要介護者にとって生活しやすい環境、安全な環境、家族にとって介護しやすい環境を整えましょう。

福祉用具貸与（レンタル）

要介護1〜5　要支援1・2　居宅

　福祉用具を上手く活用することで、本人の自立度を高めたり、介護者の負担を軽減できます。ただし、福祉用具に安易に頼りすぎると身体機能が衰えます。自分でできることは福祉用具に頼らず、自分でするようにしましょう。

● **レンタルして様子をみるのが良い**

　購入すると、購入時にまとまったお金が必要ですし、病状が変わったときにも交換できませんし、不要になったときに処分するのも大変です。まずは、レンタルで様子をみましょう。

● **業者の選び方**

　事業者を選ぶ際は、福祉用具相談専門員が、利用者の病状や障がいの度合いをしっかり把握したうえで福祉用具を選定し、使い方をわかりやすく説明してくれるか、レンタル開始後も定期点検をしっかりやってくれるか、用具の変更、修理、調整なども気軽に応じてくれるかを確認しましょう。

● **介護保険を使って借りることのできる福祉用具**

　介護保険が使えるのは次の13種類です。なお、対象となっていない

[生活環境を整えるサービス] でかかるお金 　知っ得29

用具でも、必要と認められた場合は例外的に借りることができます。

⬇ 介護保険の対象となる福祉用具

要支援・要介護	①手すり（工事を伴わない） ②スロープ（工事を伴わない）　③歩行器 ④歩行補助つえ（松葉づえ、多点つえ等）
要介護2以上	⑤車いす　⑥車いす付属品（クッション、電動補助装置等）　⑦特殊寝台　⑧特殊寝台付属品（サイドレール、マットレス、スライディングボード、入浴用でない介助用ベルト等）　⑨床ずれ防止用具　⑩体位変換器　⑪認知症老人徘徊感知機器　⑫移動用リフト
要介護4と5	⑬自動排せつ処理装置

⬇ 1か月あたりの自己負担（1割）のめやす

手すり	200円〜500円	特殊寝台付属品	50円〜500円
スロープ	300円〜1,300円	床ずれ防止用具	400円〜1,200円
歩行器	200円〜400円	体位変換器	200円〜800円
歩行補助つえ	100円〜250円	認知症老人徘徊感知機器	500円〜1,000円
車いす	300円〜2,500円	移動用リフト	1,000円〜5,000円
車いす付属品	100円〜500円	自動排せつ処理装置	800円〜1,200円
特殊寝台（介護用ベッド）	700円〜1,500円		

第4章　在宅と施設での介護サービスにかかるお金

福祉用具は、用具の種類、グレード、事業者によってレンタル価格が大きく異なります。レンタル価格は事業者が自由に決めていますが、2018年10月より上限価格が設定される予定です。上限額は商品ごとに設定、それぞれの全国平均のレンタル料に、「1標準偏差」を足した額とする方針です。

※ 標準偏差はデータの散らばりの度合いを示す値です。平均値±1標準偏差の間にデータの約68%が入ります。

　また、利用料は通常1か月あたりですが、日割り計算をしてくれるか確認しましょう。

> **注意！** 入院前に借りた福祉用具は返却しよう
> 　入院中に使用した福祉用具のレンタル価格は全額自己負担になります。福祉用具をレンタルしている場合は、入院前に事業者に返しましょう。

特定福祉用具販売

要介護1〜5　要支援1・2　居宅

　レンタルするには抵抗のある腰掛便座などの排せつ用品や入浴用いすなどの入浴用品は、介護保険を使って購入できます。

> ●介護保険で購入できる特定福祉用具
> ・腰掛便座（便座の底上げ部材を含む）
> ・特殊尿器（自動排せつ処理装置の交換部品）
> ・入浴補助用具（入浴用いす、浴槽用手すり、浴槽内いす、入浴用介助ベルト等）
> ・簡易浴槽
> ・移動用リフトのつり具の部分

[生活環境を整えるサービス] でかかるお金

知っ得 29

▼ 特定福祉用具の購入価格の例（税込）

ポータブルトイレ	22,140 円
自動排泄処理装置（女性用レシーバー付）	20,520 円
浴槽台・踏み台	19,440 円
簡易浴槽	69,984 円
移動用リフトのつり具の部分	57,240 円

※ 同一年度（4月1日～3月31日）10万円（税込）が上限で、介護保険の利用限度額の枠外で、その1割または2割が自己負担です（2018年8月まで）。
※ 販売業者により、同じものでも値引き率が異なります。
※ 同一年度で同じ商品は原則1回しか購入できません。

●代金は償還払い

購入代金は、いったん利用者が全額負担し、申請後、代金の9割または8割[※]が支給されます（償還払い）。なお、市区町村によって、「受領委任払い」を選ぶこともできます。この場合、最初から利用者が販売業者に購入代金の1割または2割[※]支払えば済みます。

●購入前にチェックすること

市区町村の指定を受けていない販売業者から購入した場合は、支給の対象になりませんのでご注意ください。また、購入前に、市区町村へ申請して、支給決定の通知を受ける必要があります。

※ 2018年8月から、65歳以上で特に所得が高い人には3割負担が導入され、償還払いの割合も7割となります。

第4章 在宅と施設での介護サービスにかかるお金

住宅改修（リフォーム）

要介護1〜5　要支援1・2　居宅

　高齢者になると身体機能が衰え、ちょっとした段差、滑りやすい床、勾配が急な階段などで転倒し、要介護状態になるケースは珍しくありません。実際、自宅内の居室や階段で多数の事故が発生しています。自宅に住み続けるためには介護リフォームが欠かせません。

●要介護度に関係なく20万円まで

　生活環境を整えるための住宅改修に対して、要介護度に関係なく同一住宅で20万円（数回に分けて利用可）まで、介護保険の利用限度額の枠外で介護保険が利用できます。20万円（税込）を超える額は自己負担となります。なお、介護保険とは別に独自の住宅改修助成制度を設けている市区町村もありますので、調べてみましょう。

　引っ越しをした場合や要介護度が一度に3段階以上重くなった場合は、再度支給を受けることができますので知っておきましょう。

●工事の前に申請する

　工事代金は、いったん利用者が全額負担し、申請後、代金の9割または8割[※1]が支給されます（償還払い）。市区町村によって、「受領委任払い[※2]」を選ぶこともできます。本人や家族などが自分で住宅改修を行ったときには、材料の購入費が支給対象となります。なお、賃貸等の場合、所有者の承諾が必要です。

※1　2018年8月から、65歳以上で特に所得が高い人には3割負担が導入され、償還払いの割合も7割となります。
※2　この場合、最初から利用者が販売業者に購入代金の1割または2割支払えば済みます。

　工事を始める前に、市区町村の承認を受ける必要があります（事前

[生活環境を整えるサービス] でかかるお金

申請制度)。工事の前に保険給付の対象となるかどうかを、ケアマネジャーなどに相談してください。また、リフォーム減税の対象となる場合もあるので、確認しましょう(→P.163)。

● **リフォーム実績の豊富な業者を選ぼう**

リフォーム業者は市区町村の指定を受けている必要はありませんが、手続きが煩雑なので、不慣れな業者に依頼すると手続きに1か月以上かかったりします。トラブルも少なくありません。たとえば、高い見積りを出されたり、耐久性のない壁に手すりをつけてしまったり、などです。不必要な工事や法外な請求をされることもあります。

介護リフォームの知識や実績が豊富で、アフターフォローもしっかりしている業者を選ぶようにしましょう。

● **介護保険の対象となる工事(小規模な工事)**
・手すりの取り付け
・段差や傾斜の解消(付帯する工事として転落防止柵の設置)
・滑りにくい床材・移動しやすい床材への変更
・開き戸から引き戸等への扉の取り替え、扉の撤去
・和式から洋式への便器の取り替え
・その他これらの各工事に付帯して必要な工事

改修代金(税込)の一例

洋式トイレへの便器の取り替え	270,000 円
浴室の開き戸から折り戸へ	95,000 円
コンクリートスロープ+手すり	230,000 円
トイレ段差解消	50,000 円
階段に手すりを取り付ける	63,000 円
ドアノブをレバーハンドルへ取り替える	17,000 円
畳をフローリングにする(6畳)	135,000 円

市区町村や民間の介護サービスを利用する

介護保険で利用できるサービスは、メニューが限定されています。介護保険外の民間介護サービスもありますが、全額自己負担となります。補助を受けられる場合もありますので、まずは市区町村のサービスを調べてみましょう。

●介護予防・日常生活支援総合事業（総合事業）

　介護予防・日常生活支援総合事業（総合事業）は、市区町村が中心となって、要介護状態の予防や悪化防止のために地域の実情に応じたさまざまなサービスを提供するしくみです。住民によるボランティアやNPOなどによるサービス提供も考えられています。

　全国一律だった要支援者向けの介護サービスのうち、「介護予防訪問介護（ホームヘルプ）」と「介護予防通所介護（デイサービス）」が、市区町村の総合事業に移行しました。介護予防訪問介護が「訪問サービス」、介護予防通所介護が「通所サービス」です。

　総合事業のサービス内容は、市区町村によって異なりますが、大きく、従来の予防給付と同水準のサービスを提供する国基準相当型と、国の基準を緩和してサービスを提供する独自基準型に分類できます。

　独自基準型では、訪問サービスは生活援助のみで、ヘルパーの資格を持たない一定の研修を受けた従業者がサービスを提供する場合があります。また、通所サービスでは、デイサービスセンターに、看護職員、機能訓練指導員、生活相談員を配置していない場合もあります。

　サービスの内容や費用の詳細は、地域包括支援センターにお問い合わせください。

市区町村や民間の介護サービスを利用する

● 独自基準型の訪問サービスと通所サービスの例

サービス	1か月あたりの自己負担(1割)の目安
訪問サービス (生活援助のみ。 1回60分以内)	週1回程度利用 1,291円
	週2回程度利用 2,581円
	週3回程度利用（要支援2に限る）4,095円
通所サービス	週1回利用 1,741円
	週2回利用 3,570円

● その他の介護予防・日常生活支援総合事業の例

シルバー人材センター会員による掃除、洗濯、買い物等の日常生活支援	1回1時間以内 300円
訪問による「食事相談」、「献立相談」、「体重測定」等の提供	1回1時間程度 360円
歯科衛生士による訪問口腔ケアを提供 (月1回、計3回)	1回目 600円、 2・3回目 400円
医療・介護専門職等が通所による運動、栄養、口腔、認知等に関する介護予防教室を開催	実費

> **memo** 障害者総合支援法の「介護給付」を利用できる場合も
>
> あまり知られていませんが、介護保険による介護サービスを利用できない場合でも、日常生活に介護が必要となる障害を負った場合には、障害者総合支援法の「介護給付」を利用できることがあります。
> 利用者負担は原則1割（世帯の所得に応じて、月額0～37,200円の負担上限あり）です。介護保険との関係ですが、介護保険に障害福祉サービスと同等の介護サービスがあれば、介護保険サービスを受けることが原則優先されます。

●市区町村独自の高齢者向けサービスを利用する

　市区町村にも高齢者向けの福祉・生活支援サービスがあります。民間のサービスと異なり、料金は無料または低料金です。要介護認定を受けていない高齢者も利用できる場合があります。民間のサービスに比べて、利用できる対象者の条件は厳しいですが、条件が合えば使わない手はありません。サービスの内容は市区町村発行の「高齢者の生活ガイド」などで調べてみましょう。

▼ 市区町村の高齢者向けサービスの例

配食サービス	ひとり暮らしの高齢者世帯に昼食や夕食を届けるサービスです。安否確認も兼ねます。1食410円～670円。
紙おむつの支給	日常生活で紙おむつを使用している高齢者に月1回必要に応じた数量を届けてもらえます。費用の1割(限度額8,000円)を負担。
緊急通報システム	急病などの緊急事態に、無線発信機により民間受信センターを経由し救急車の要請、救援等をしてもらえます。月額400円。
寝具のクリーニング	シーツ、毛布、タオルケット、寝巻などをクリーニングできる利用券をもらえます。利用券1枚につき50円の自己負担。
出張調髪	年5回分の出張調髪券をもらえます。出張調髪1回500円の自己負担。
住宅改修費の助成	介護認定を受けていない65歳以上の方も住宅改修費の助成が受けられます。費用の1割（限度額20万円）を負担。
ごみの戸別収集	高齢者世帯や自力でごみを出すことが困難な方に対し、おおむね週1回、戸別にごみを収集するサービスです。無料。
家族介護慰労金	寝たきりの高齢者などを介護保険を利用せずに1年以上介護した場合に見舞金がもらえます。介護者に年1回10万円支給。

※ 対象者の範囲、内容、費用は市区町村により異なります。

市区町村や民間の介護サービスを利用する

●介護保険外の民間介護サービスを利用する

　近年、介護保険の生活援助サービスの縮小化、介護職員不足を背景に介護保険外サービスを提供する民間会社が増えています。配食サービス、見守りサービス、外出支援サービスなどは、介護保険外のサービスになりますので、全額自己負担となります。

　これらの民間介護サービスは、介護保険サービスと組み合わせることによって、介護の質を向上させることができます。

🔽 シニア向けサービスの例（税込）

家事全般、歩行、食事の介助、散歩や通院の付き添い、趣味や会話の相手など	1時間4,000円程度 ※シルバー人材センターは1時間1,000円～1,600円程度（いずれも1回2時間以上）
食事の宅配サービス	1食500円～600円
郵便局員が自宅を訪問し、会話を通じて生活状況を確認、家族に報告	月1回訪問2,700円
無線通信機を内蔵した電気ポットを利用した見守りサービス	契約料5,400円 月額利用料3,240円
携帯する専用端末による緊急時の通報、担当者の現場急行、GPSによる居場所の確認などのサービス	月額利用料972円から

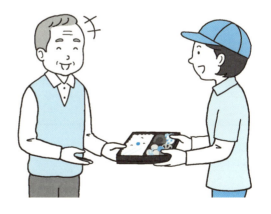

第4章　在宅と施設での介護サービスにかかるお金

介護が必要になっても利用できる高齢者向け住まい

「最後まで住み慣れた自宅で面倒をみてあげたい」と思っていても、介護が長引くと、やがて経済的、精神的に限界を迎えます。介護が必要になっても利用できる高齢者向け住まいの概要を押さえておきましょう。

●在宅介護の限界

利用者の介護度が低いうちは、介護保険の居宅サービスをうまく組み合わせて利用することで、自宅でも介護を続けることは可能です。

しかし、利用者の介護度が上がると、介護サービスの利用限度額だけでは足りず、家族の経済的負担も大きく増えます。代わりに面倒を見てくれる家族がいなければ、仕事を辞めざるを得ない状況に追い込まれます。仕事を辞めれば経済的に行き詰まります。

●限界になる前に住み替えを

経済的負担だけではなく、無理をすれば、介護うつになり、最悪のケースは、自ら生命を絶ってしまうケースもあります。あるいは、介護虐待、介護殺人といった事態にもなりかねません。これでは、お互いに不幸です。もう限界だと思う前に、高齢者向け住まいへの住み替えを検討しましょう。

●高齢者向け住まいの種類はさまざま

高齢者向け住まいは多種多様です。介護が必要になったので住み替えたい場合、特別養護老人ホーム（特養）、介護老人保健施設（老健）、介護療養型医療施設（介護療養病床）やグループホームなどがあります。

また、介護が必要になっても住み続けられる住まいとして、介護付有料老人ホームや特定施設入居者生活介護の指定を受けたサービス付き高齢者向け住宅、軽費老人ホーム（ケアハウス）などがあります。

介護が必要になっても利用できる高齢者向け住まい

🔽 おもな高齢者向け住まいと利用料のめやす

施設の種類	費用のめやす	
	入居一時金・敷金	月額費用
介護老人福祉施設（特養）	入居金　0円	5～15万円
介護老人保健施設（老健）	入居金　0円	6～16万円
介護療養型医療施設 （介護療養病床）	入居金　0円	7～20万円
認知症高齢者 グループホーム	入居金 0～数百万円	12～25万円
介護付有料老人ホーム	入居金 0～数千万円	10～30万円
住宅型有料老人ホーム	入居金 0～数千万円	10～30万円
サービス付き 高齢者向け住宅	敷金 0～数十万円	5～25万円
軽費老人ホーム （ケアハウス）	入居金 0～数百万円	6～17万円

🔵 入居のしやすさで選ぶなら、有料老人ホームやサ高住が候補

このうち、「介護保険3施設（特養・老健・介護療養病床）」や軽費老人ホーム（ケアハウス）などは比較的低コストで入居でき人気です。しかし、入居のハードルが高く誰でも入居できるというわけではありません。たとえば、特養に入居するのに申し込んでから数年かかることもあります。

一方、有料老人ホームやサービス付き高齢者向け住宅（サ高住）は選択肢も多く入居しやすいです。気になる施設があれば、見学してみることをおすすめします。

第4章　在宅と施設での介護サービスにかかるお金

◉施設を見学するときのポイント

●希望などを整理し、情報を集める

　見学の前に、どのような住まいに住み替えたいのか、資金はどのくらいあるのか、希望や現在の状況を整理しましょう。

　整理ができたら、希望に合うホームの情報をインターネットなどで集め、3～5か所ほど見学先の候補を絞りましょう。

　次に「見学前のチェックリスト」（『あんしんなっとく高齢者向け住宅の選び方』東京都福祉保健局。インターネットでも入手できます）や「重要事項説明書※」などを参考に、確認しておきたい項目を事前にメモし、見学時に質問すると良いでしょう。

　※ パンフレットではわからない施設選びに欠かせない詳細な情報が記載されています。

●見学は数名で

　見学に行くときは必ず予約しましょう。第三者の意見も重要ですので、見学は1人で行かず、数名で行きましょう。1人では気づかない視点を取り入れることができます。

　立地や居室の広さ・浴室といった設備の確認はもちろん、特に、施設で働く職員の雰囲気や、経営者の経営理念・運営方針を聞くことが大切です。

　理念が実際に実践できているか、体験入居できるのであれば、ぜひ、体験入居をして確認しましょう。体験入居できなければ、お昼に行き、ホームに入居している方と同じ食事（有料）をとりましょう。入居者やスタッフの様子がわかります。また、食事には、ホームの考え方や工夫が表れています。

知っ得 32 介護保険の施設で暮らすときのお金

介護保険施設は、特養、老健、介護療養病床、介護医療院を言います。まず、介護施設のお金について確認しましょう。

●介護保険の施設に入る

利用者の状況や必要とする援助内容によって、介護老人福祉施設（特養）、介護老人保健施設（老健）、介護療養型医療施設（介護療養病床）、介護医療院のいずれかでサービスを受けます。要支援の方は利用できません。

施設サービスを利用すると、今まで担当していたケアマネジャーから施設のケアマネジャーに変更になります。

●施設サービス費以外に居住費と食費、日常生活費がかかる

有料老人ホームと違って、入居一時金はありません。施設サービス費の1割または2割※と、食費、居住費、日常生活費は自己負担です。食費、居住費には、申請により、所得や資産に応じて減額されるしくみ（特定入所者介護サービス費＝補足給付→P.158）があります。

※2018年8月から、65歳以上で特に所得が高い人は3割負担となります。

▼ 施設サービス費以外にかかる居住費・食費のめやす（1日あたり）

種類	居住費				食費
	従来型個室	多床室	ユニット型個室	ユニット型個室的多床室	
特養	1,150円	840円	1,970円	1,640円	1,380円
老健・介護療養病床	1,640円	370円	1,970円	1,640円	

第4章 在宅と施設での介護サービスにかかるお金

特別養護老人ホーム
（特養、介護老人福祉施設）

要介護3～5　　施設

　常に介護が必要で、自宅では介護ができない方が対象の施設です。食事・入浴など日常生活の介護や健康管理が受けられます。

　新規入所の場合、原則、要介護3以上の方が対象です。ただし、要介護1・2の方でも「やむを得ない事情により、特養以外での生活が著しく困難」な場合には特例的に入所を認められることがあります。終身利用が可能ですが、看取りの対応は施設により異なります。

●特養に早く入所するには

　特養は入所希望者が多いので、早く入所するには、入居条件を知っておくことが必須と言えます。入所の順番は申込順ではなく、入所の必要性が高い方から入所できるようになっています。判定基準は市区町村によって異なります。

　申込み後も要介護度が進んだら、再度、申し込み直すのが有効です。住所地以外の施設も含めて複数の施設に申し込むと良いでしょう。

　また、新築物件はあまりPRされないので狙い目です。市区町村の広報など、日頃から、こまめにチェックしましょう。

⬇1日あたりの施設サービス費（1割）のめやす

要介護度	従来型個室	多床室	ユニット型個室／ユニット型個室的多床室
要介護1	557円	557円	636円
要介護2	625円	625円	703円
要介護3	695円	695円	776円
要介護4	763円	763円	843円
要介護5	829円	829円	910円

＋食費　日常生活費　居住費

地域密着型介護老人福祉施設入所者生活介護

要介護3〜5　地域

　定員29人以下の小規模な介護老人福祉施設で、食事・入浴などの介護や健康管理が受けられます。新規に入所できるのは、原則、要介護3以上の方ですが、要介護1・2の方でも特例的に入所が認められる場合があります。

🔽1日あたりの自己負担（1割）のめやす

要介護度	従来型個室	多床室	ユニット型個室/ユニット型個室的多床室
要介護1	565円	565円	644円
要介護2	634円	634円	712円
要介護3	704円	704円	785円
要介護4	774円	774円	854円
要介護5	841円	841円	922円

＋ 食費／日常生活費／居住費

※食費、居住費は、申請により、所得や資産に応じて減額されるしくみ（特定入所者介護サービス費＝補足給付）があります。

グループホーム（認知症対応型共同生活介護）

要介護1〜5　地域
要支援2

　認知症と診断された方が1ユニット5〜9人の少人数で共同生活をしながら、食事・入浴などの介護や支援、機能訓練を受けられます。要支援1の方は利用できません。

　福祉用具貸与などの居宅サービスとの併用が認められていませんので、入所後のベッドや車いすは、自費で購入しなければならない場合があります。確認しましょう。

また、今まで担当していたケアマネジャーもグループホームのケアマネジャーに変更になります。

　医療的なケアが必要になったり、認知症が重度化して共同生活が困難になった場合には、退去を求められる場合もありますので退去条件を確認しておきましょう。

◎1日あたりの自己負担(1割)のめやす【1ユニットの事業所の場合】

要支援2	755 円
要介護1	759 円
要介護2	795 円
要介護3	818 円
要介護4	835 円
要介護5	852 円

＋

食費
日常生活費
居住費

※ 入居一時金が数十万円〜数百万円かかる場合があります。

介護老人保健施設(老健)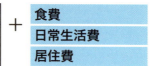

　病状が安定し、リハビリに重点をおいた介護が必要な方が対象の施設です。医学的な管理のもとで介護や看護、リハビリが受けられます。老健には必ず1名以上の医師が配置されていますので、入所中はその医師が診察、投薬します。この費用は老健施設の報酬に含まれていますので、入所中にかかる医療費は基本的に施設が負担します。入所期間は、原則3か月(更新可能)ですが、平均入所期間は10か月程度と長期化しています。この背景には、特養入所待ちの待機施設として利用されている点があります。

介護保険の施設で暮らすときのお金 知っ得 32

🔽 1日あたりの施設サービス費（1割）のめやす

要介護度	従来型個室	多床室	ユニット型個室/ユニット型個室的多床室
要介護1	698円	771円	777円
要介護2	743円	819円	822円
要介護3	804円	880円	884円
要介護4	856円	931円	937円
要介護5	907円	984円	988円

＋ 食費　日常生活費　居住費

介護療養型医療施設

要介護1〜5　施設

　急性期の治療が終わり、病状は安定しているものの、長期間にわたり療養が必要な方が対象の施設です。介護体制の整った医療施設（病院）で、医療や看護などが受けられます。

🔽 1日あたりの施設サービス費（1割）のめやす

要介護度	従来型個室	多床室	ユニット型個室/ユニット型個室的多床室
要介護1	641円	745円	767円
要介護2	744円	848円	870円
要介護3	967円	1,071円	1,093円
要介護4	1,062円	1,166円	1,188円
要介護5	1,147円	1,251円	1,273円

＋ 食費　日常生活費　居住費

　なお、介護療養型医療施設は2024年3月末に廃止が予定されています。この受け皿として、新たに創設される介護保険施設「介護医療院」が位置づけられています。介護医療院は、要介護者に「長期療養のための医療」と「日常生活上の世話（介護）を一体的に提供する施設です。

第4章　在宅と施設での介護サービスにかかるお金

🔽 [参考] 介護医療院の1日あたりの施設サービス費（1割）のめやす

要介護度	従来型個室	多床室	ユニット型個室/ユニット型個室的多床室
要介護1	694円	803円	820円
要介護2	802円	911円	928円
要介護3	1,035円	1,144円	1,161円
要介護4	1,134円	1,243円	1,260円
要介護5	1,223円	1,332円	1,349円

＋ 食費／日常生活費／居住費

※ Ⅰ型介護医療院サービス費（Ⅰ）の場合。

> **memo　軽費老人ホーム**
>
> 　軽費老人ホームは、無料または低額な料金で、家庭環境・住宅事情・経済状況・身体機能の低下などの理由により、居宅において生活することが困難な60歳以上の高齢者が入所でき、食事その他日常生活上必要なサービスを受けます。
>
> 　食事の提供があるA型、自炊が基本のB型があります。また、A型やB型のような所得や家庭環境よりもむしろ住宅面に重点をおき、「安心して生活を営める住まい」として食事その他日常生活上必要なサービスを提供するケアハウス（C型）があります。なお、今後は、A型、B型の区別をなくしケアハウスに統一されます。
>
> 　軽費老人ホームは、介護保険上、「居宅」の扱いですので、介護サービスを利用する時は、サービス提供事業者と個別に契約する必要があります。
>
> 　また、都道府県から「特定施設入居者生活介護」の指定を受け、特別養護老人ホーム並みの介護サービスを提供する施設もあります。月額費用は6～17万円（食事込み）程度です。

知っ得 33 サービス付き高齢者向け住宅と有料老人ホームはどちらが良いのか

サ高住と有料老人ホームは類似点が多く、違いがわかりにくい面があります。まずは、違いを確認しましょう。

● サービス付き高齢者向け住宅（サ高住）

サ高住は、専用居室の広さや設備などが一定の基準を満たし、かつ、安否確認と生活相談を必ず提供する賃貸住宅です。入居可能な方は60歳以上の方または要支援・要介護認定を受けている方です。

●介護サービスを利用するときは、事業者との個別契約が必要

介護保険上、「居宅」の扱いですので、介護サービスを利用するときには、サービス提供事業者と個別に契約する必要があります。多くの人は併設している事業所のサービスを利用することになります。

●賃貸契約で家賃はさまざま

サ高住は賃貸契約で入居するところが多く、費用をみると、全体平均では、敷金が約16万円、月額利用料のうち家賃が約5.5万円、共益費が1.7万円、食費が約4万円、基本サービス費が約1.6万円となっています（公益社団法人全国有料老人ホーム協会調べ）。毎月定額で支払うものとしては、家賃、共益管理費、生活支援サービス費（安否確認と生活支援の費用）があります。そのほか、利用に応じて、介護サービス費や食費などがかかります。

入居時に高額な一時金が不要な場合が多いので、住み替えが比較的容易です。

> ●サ高住でかかる費用
> ・敷金
> ・家賃、共益費
> ・生活支援サービス費（安否確認と生活支援の費用）
> ・利用状況に応じて介護サービス費や食費

● 看取りをやっているところもある

　看取りに関しては、（財）高齢者住宅の2012年の調査によると25.3％が「実施している（実績あり）」、32.7％が「実績はないが対応可能」という結果となっています。

● 気になる点は事前確認が大切

　サ高住は玉石混淆です。安否確認と生活相談は具体的にどのようなサービスを提供してくれるのか、食事の提供はあるのか、訪問看護や往診が可能な医療機関とどの程度連携しているのかなど、気になる点を事前に確認しておきましょう。

> **サ高住のチェックポイント**
> ☐ 立地、経営主体、経営理念・経営方針
> ☐ 体調に合わせた食事の提供は可能か
> ☐ ペットや酒、たばこなどの持ち込みは可能か
> ☐ 病気になったときや持病の継続治療についての医療体制
> ☐ 介護サービスは外部サービスを利用できるか
> ☐ 入居や退去の条件
> ☐ 入居時や毎月の費用と内訳
> ☐ 安否確認の方法　など

サービス付き高齢者向け住宅と有料老人ホームはどちらが良いのか

◉ 有料老人ホーム

　有料老人ホームは、概ね60歳以上の方が入居し、「食事の提供」「入浴・排せつ・食事の介護」「健康管理」「洗濯・清掃等の家事」の4つのサービスのうち、1つ以上のサービスが提供される施設です。

●医療行為への対応や職員配置は重要

　有料老人ホームには、スタッフが常駐しているので簡単な頼みごとや、困ったことなどの相談ができ安心です。ただし、医療行為に対応できない施設も多くありますので、持病のある人は、医療行為が必要になったとき、どの程度対応してもらえるのか事前に確認しましょう。

　また、職員の配置状況がどうなっているのかも大切です。職員が専門的資格を持っているのか、夜間の勤務体制も確認しましょう。

●介護付と住宅型

　有料老人ホームは、大きく「介護付」と「住宅型」に分類できます。

　住宅型はサ高住と似ています。介護が必要になったときは、自宅やサ高住の場合と同じように、利用者自身が外部の介護サービス提供事業者と個別に契約します。「居宅」扱いですので、介護サービスの利用料に応じて金額が決まります（出来高方式）。重度化した場合は介護サービスの利用限度額では足りず、超えた分は全額自己負担になります。また、退去を求められる場合があります。

　介護付は「特定施設入居者生活介護（→P.147）」の事業者指定を受けている介護施設です。24時間体制で職員による介護を受けられます。介護付は3人の要介護者に1人以上の介護・看護職員の配置が義務付けられています。ただし、3人の要介護者に対し、1名の職員を24時間常に配置するという意味ではありません。職員配置に不安のある方は事前に施設に確認しましょう。

介護付の介護費用は出来高方式の住宅型と異なり定額方式です。重度の認知症や看取りまで対応する施設も多くあります。

● 入居一時金はピンキリ

　有料老人ホームは、利用権方式※で入居するところが多く、入居一時金（前払家賃等）は0円〜1億円を超えるものまで幅広いです。月額利用料は、10万円〜30万円程度です。

※ 利用権方式：居住部分と介護や生活支援等のサービス部分の契約が一体となっている方式。

有料老人ホームのチェックポイント
- [ ] 立地、経営主体、経営理念・経営方針、職員の雰囲気・退職率、財務状況
- [ ] 保証人の関係性（後見人などでも可能か）
- [ ] 居室や共有施設など
- [ ] サービスの種類や内容、費用
- [ ] 入居時や毎月の費用と内訳
- [ ] 入居者の平均介護度
- [ ] ホームでの行事、サークル、レクリエーション
- [ ] 入居、退去の条件
- [ ] 入居一時金の償却方法や保全措置
- [ ] ホーム内で対応可能な医療体制および病院との連携体制
- [ ] 看取り体制

◉ サ高住と有料老人ホームのどちらが良いか

　サ高住も有料老人ホームもさまざまなタイプがあり、名称だけからは良し悪しは判断できません。サ高住か有料老人ホームといった基準ではなく、個々の施設でどのようなサービスを提供しているのか、そ

サービス付き高齢者向け住宅と有料老人ホームはどちらが良いのか

れが自分のニーズに合っているか、資金計画も含め事前によく確認することが大切です。

有料老人ホームでは、入居者との折り合いが悪く退去せざるを得ないケースもあります。体験入居を活用して、施設とのミスマッチを防ぎましょう。

---

memo　特定施設入居者生活介護　　要介護1〜5　居宅　要支援1・2

都道府県から特定施設入居者生活介護の事業者指定を受けた有料老人ホームなどに入所している方が受けられるサービスです。食事・入浴などの介護や機能訓練が受けられます。

サービスは、施設の職員がサービスを行う包括型（一般型）と施設が契約している外部の事業者がサービスを提供する外部サービス利用型に区分されます。外部サービス利用型は、ケアプラン作成や安否確認などの基本的部分を施設が行います。

⬇1日あたりの自己負担（1割）のめやす【包括型（一般型）】

要支援1	180円
要支援2	309円
要介護1	534円
要介護2	599円
要介護3	668円
要介護4	732円
要介護5	800円

※利用料は、包括型（一般型）か外部サービス利用型かで異なります。

第4章　在宅と施設での介護サービスにかかるお金

知っ得 34 知らないでは済まされない 有料老人ホームのお金

有料老人ホームに入居するには、どのようなお金がかかるのか、退去する場合にお金はどうなるのか、しっかり確認しましょう。

● 入居にかかる費用

大きく分けて、入居一時金（入居金）と毎月必要な費用があります。これらの費用は、支払方式がさまざまなので、一概に比較することは困難です。

入居一時金は家賃等の前払金です。毎月必要な費用（月額費用）は、月額利用料（食費、家賃相当額、管理費）、光熱水費・電話代（管理費に含まれる場合もある）、介護関連費（介護保険サービス費の自己負担分、介護保険外のサービス費、介護用品費など）などです。管理費など中身が不明な項目は、遠慮せずに納得のいくまで確認することが大切です。

⬇ 入居にかかる費用の例

入居一時金		1,000万円
月額費用	家賃相当額	12万円
	食費	6万円
	管理費	3万円
	介護保険サービス自己負担分	2万円
	介護用品等	2万円
	合計	25万円

●前払い方式と月払い方式、どっちが得？

　費用の支払いについては、一般の賃貸住宅と同じように、前払金を払わず、毎月、家賃相当額を支払っていく月払い方式と、入居時に将来の家賃等の全部または一部を前払いすることで、毎月の支払いを月払い方式よりも低くおさえる前払い方式（入居一時金方式）があります。前払い方式のほうが、入居期間が長くなるほど支払総額が少なくなりますので、ずっと住み続けるのであれば、月払い方式よりもお得です。

●退去した場合、入居一時金は戻ってくるの？

　入居一時金には償却期間があり、償却期間が終了する前に退去した場合には、未償却部分が返還されるしくみになっています。

　入居一時金は、5年～10年の償却期間で均等に償却しているホームが多いようです。以前は、入居時に初期償却費用として、入居一時金の一部を施設側が受け取るケースが多く見られましたが、自治体の指導もあり、初期償却を行う施設はかなり減っています。

　たとえば、入居一時金600万円、償却期間が5年間のホームの場合、600万円が5年間（60か月）で均等償却されます。つまり、毎月10万円がホームの収入になっていき、5年間で返還金がなくなります。

　償却方法や償却期間はホームによりさまざまです。しっかり確認しましょう。

> **注意！** 入居でよくある"お金のトラブル"
> 　有料老人ホーム入居でトラブルが多いのがお金に関することです。特に、有料老人ホームを退所した際の入居一時金の返還に関するトラブルが非常に多いです。

●クーリングオフ制度

入居から90日以内に契約が終了した場合には、入居期間中の居住費用(家賃、食費等)を除いた全額が返還されることが法律で定められています。

●ホームが倒産したら？

2006年4月以降に開設されたホームには、500万円を上限に前払金を保全することが義務付けられています。ただ、法律で義務付けられていても財源があるかどうかは別です。財源の裏付けがあるかどうか確認しましょう。数千万円以上の入居一時金を支払う場合は、ホームの財務諸表のチェックは不可欠です。

また、介護費用の不足分は、民間介護保険(→P.174)やリバースモーゲージ(→P.184)などを活用しましょう。

プラスワン・アドバイス　plusone advice

介護費用は自己負担増の傾向

　本文を読んでいただいて感じられた方も多いはずですが、介護サービスのしくみはとても複雑です。また公的介護保険導入からしばらくは、原則（軽減措置もあるため）1割だった介護サービスの自己負担割合が2割、そして3割の自己負担割合へと、**所得の多い層の負担が増えています**。

　実際には高額介護（予防）サービス費の制度（→P.154）などによって、2倍や3倍に増えるとは限りませんが、団塊の世代が後期高齢者になる2025年に向け、これからもさまざまな負担増のしくみが取り入れられていくはずです。序章などでも触れているように、介護費用については老後資金の中にきちんと予算化しておかないと、自分が望む介護を受けられない可能性もあります。

費用節約のため、給付の限度額まで使わない高齢者も

　ところで、介護サービスには公的介護保険の対象になるサービスと、対象外のサービスの両方があります。各自の介護度に応じた給付の限度額（区分支給限度基準額→P.109）まで、公的介護保険のサービスを利用するのが一般的だと思われていますが、実際には介護サービス費の支払いを節約するため、給付額を目いっぱい使わない高齢者も増えてきています。

　介護費用が発生すると、家計費が増え、結果的に年間の赤字も増えていきます。序章でご紹介した通り、医療費や介護費用を取り分けておくことが、安心して介護を受けるコツといえるでしょう。

施設への住み替えも検討しよう

　在宅で介護を受けていて、介護費用の負担が重いと感じた場合は、在宅で介護を受けるのはあきらめて、施設への住み替えを早めに考えたほうが良いケースもあります。特別養護老人ホームのほか、介護付き有料老人ホーム（特定施設入居者生活介護の指定を受けている施設）や介護型ケアハウスなどに住み替えれば、一定の上乗せ費用で、24時間365日の介護が受けられるからです。

　有料老人ホームなんて、「自分の貯蓄では、入居は絶対に無理」と思う方は多いはずですが、国の指導の影響で、入居一時金がゼロのプランも提示しなければならなくなっています（一部の自治体を除く）。最終的な入所先が特別養護老人ホームだとしても、特別養護老人ホームへの入所待ち＝待機期間のみの入所と考えれば、住み替えを検討しても良いのではないでしょうか。

　特別養護老人ホームは、原則として要介護3以上でなければ入居申込みができなくなっていることは、ご存知の方も多いはず。都市部では待機者が問題になる機会も少なくありません。1日も早く、特別養護老人ホームに入所したいなら、特別養護老人ホームを経営している事業母体が運営している別の施設に入居して待機する方法もあります。自宅で待機しているよりも、入居までの年数が短縮できる可能性があるからです。

第5章

介護にかかる お金の負担を 軽くする

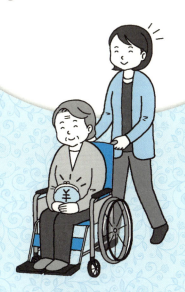

知っ得 35 サービス費を払い戻してもらえる高額介護(予防)サービス費

利用した介護サービスの自己負担の合計額が高額になった場合の軽減制度に高額介護(予防)サービス費があります。

◉介護費用が家計を圧迫する

　介護生活が長引くと、介護費用の負担がボディーブローのように家計を圧迫します。介護度が上がり、介護保険施設に入所するようになると、全額自己負担の居住費(滞在費)や食費などがさらに家計を圧迫します。貯蓄を取り崩しながら生活している平均的な高齢者世帯にとっては、深刻です。

　そこで、介護費用を軽減するさまざまな制度が整えられています。しかし、制度を知らずに活用できていないのが実情です。制度を知り、介護費用を節約しましょう。

◉自己負担の合計額が高額になったら高額介護(予防)サービス費

　介護サービス(総合事業のサービス費を含む)を利用したとき、原則、1割または2割※を支払います。この自己負担の合計額が、同じ月に所得に応じた限度額を超えたとき、市区町村の介護保険の窓口で申請をすると「高額介護(予防)サービス費」として払い戻されます。

　なお、一度、申請をすれば、次回からは手続きをしなくても、高額介護(予防)サービス費が自動計算され、払い戻されます。

※ 2018年8月から、65歳以上で特に所得が高い人は3割負担となります。

サービス費を払い戻してもらえる高額介護（予防）サービス費

●高額介護（予防）サービス費の対象とならないもの

老人ホームなどの入居一時金、居住費や食費、生活費など介護保険のサービスに含まれないものは、高額介護（予防）サービス費の支給対象とはなりません（全額自己負担）。また、福祉用具の購入費や住宅改修費も、高額介護（予防）サービス費の支給対象とはなりませんので注意しましょう。

▼ 高額介護（予防）サービス費の自己負担額の上限

所得区分	限度額（月額）
医療保険制度における現役並み所得者相当の方※1	44,400円（世帯）
世帯内のどなたかが市区町村民税を課税されている方※2	44,400円（世帯）
世帯全員が市区町村民税非課税	24,600円
・老齢福祉年金受給者の方 ・前年の合計所得金額と課税年金収入額の合計が80万円以下の方等	24,600円（世帯） 15,000円（個人）
生活保護の受給者の方等	15,000円

※1　課税所得145万円以上、2人以上の世帯で収入の合計が520万円（単身世帯で383万円）以上の方です。
※2　2017年8月からの上限引き上げにあわせて、1割負担者（年金収入280万円未満）のみの世帯については、過大な負担にならないように年間の上限額が446,400円に設定されています（3年間の時限措置）。

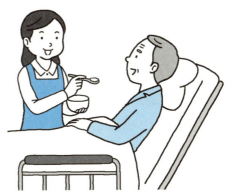

第5章　介護にかかるお金の負担を軽くする

知っ得 36 医療と介護の費用が高額になったら 高額医療・高額介護合算療養費制度

1年間の医療保険と介護保険の自己負担の合計額が限度額を超える場合は、超えた額の払い戻しを受けることができます。

●介護と医療の費用を合算できる 高額医療・高額介護合算療養費制度

世帯内の同一の医療保険の加入者について、毎年8月1日から翌年7月31日までの12か月間にかかった医療保険と介護保険の自己負担の合計額が、所得に応じた限度額を超えた場合に、申請により、その超えた金額を按分し、医療保険からは「高額介護合算療養費」、介護保険からは「高額医療合算介護（予防）サービス費」として払い戻されます。

●公的医療保険が異なる場合は合算できない

同じ世帯でも、家族それぞれ異なる公的医療保険に加入している場合は合算できませんので気をつけましょう。たとえば、夫婦とも75歳以上であれば、2人とも後期高齢者医療制度に加入していますので合算できますが、75歳未満と75歳以上では加入している医療制度が異なりますので合算できません。

申請する場合には、加入している医療保険や介護保険の窓口に相談してください。

●高額医療・高額介護合算療養費制度の 世帯負担限度額

年齢・所得区分ごとの自己負担限度額（年額）は次の通りです。

医療と介護の費用が高額になったら高額医療・高額介護合算療養費制度

◉70歳未満の方がいる世帯

所得区分	限度額
901万円超 標準報酬月額83万円以上	212万円
600万円超～901万円以下 標準報酬月額53万円～79万円	141万円
210万円超～600万円以下 標準報酬月額28万円～50万円	67万円
210万円以下 標準報酬月額26万円以下	60万円
低所得者・市区町村民税非課税世帯	34万円

※ 上段は自営業者など国民健康保険加入者の場合の基準総所得額（＝前年の総所得金額等−基礎控除33万円）。下段は、会社員等の給与所得者の場合。
※ 70歳未満の医療保険の自己負担は、各医療機関別に21,000円以上ある場合に合算対象となります。

◉70歳以上の方だけの世帯（後期高齢者医療制度の対象者も含む）

所得区分	限度額
現役並み所得者(課税所得145万円以上の方) 標準報酬月額28万円以上	67万円
一般（市区町村民税課税世帯の方） 標準報酬月額28万円未満	56万円
低所得者（市区町村民税非課税世帯）	31万円
世帯の各収入から必要経費・控除を差し引いたとき所得が0円になる方（年金収入のみの場合80万円以下）	19万円

※ 2018年8月1日より「70歳未満を含む世帯」と同様の区分に細分化される予定です。

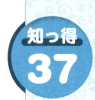

知っ得 37 サービス費の支払いを軽くできる場合もある

介護保険施設（特養・老健・介護療養病床）やショートステイを利用したときの食費・居住費（滞在費）は原則全額自己負担ですが、市区町村民税非課税世帯等の方には、所得に応じた軽減措置があります。

●特定入所者介護サービス費（補足給付）

軽減を受けるには、市区町村の介護保険の窓口に事前に申請する必要があります。該当する方には、「介護保険負担限度額認定証」が交付されますので、施設に提示してください。

なお、デイサービスやグループホーム、有料老人ホームは補足給付の対象外です。また、世帯分離（→P.162）しても配偶者が課税されている場合、預貯金等が単身で1,000万円超、夫婦で2,000万円超の場合も、支給対象外です。

◆ 居住費・食費の自己負担額（1日あたり）

利用者負担段階	居住費				食費
	ユニット型個室	ユニット型個室的多床室	従来型個室	多床室	
第1段階	820円	490円	490円 (320円)	0円	300円
第2段階	820円	490円	490円 (420円)	370円	390円
第3段階	1,310円	1,310円	1,310円 (820円)	370円	650円

※（　）内の金額は、特別養護老人ホームと短期入所生活介護（ショートステイ）を利用した場合です。

サービス費の支払いを軽くできる場合もある 知っ得37

⬇ 利用者負担段階

第1段階	・生活保護受給者等 ・老齢福祉年金受給者で、世帯全員が市区町村民税非課税
第2段階	世帯全員および世帯分離している配偶者が市区町村民税非課税で、前年の合計所得金額と課税年金収入額と非課税年金収入額の合計が80万円以下等
第3段階	世帯全員および世帯分離している配偶者が市区町村民税非課税で、上記に該当しない

※ 虚偽の申告により、不正に支給を受けた場合には支給された額および最大2倍の加算金の返還を求められる場合があります。
※ 上記の利用者負担段階に該当しなくても、2人以上の世帯で、1人が施設に入所し、住居費と食費の負担が困難と認められる場合は、申請により、特別減額措置が受けられる場合があります。ただし、ショートステイには適用されません。

●社会福祉法人等による利用者負担軽減

　低所得で特に生計が困難な方については、利用者負担軽減制度を実施している社会福祉法人等で、対象となるサービスを利用した場合に、自己負担（サービス費の自己負担分、食費、居住費）が4分の3になります（老齢福祉年金受給者は2分の1）。詳しくは市区町村の介護保険課にお問い合わせください。

●災害等による自己負担の減免

　災害により家屋が著しい被害を受けた場合など、特別な理由により自己負担の支払いが困難になった場合には、自己負担額が減額・免除される場合があります。詳しくは介護保険課にお問い合わせください。

第5章　介護にかかるお金の負担を軽くする

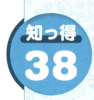

知っ得 38 介護サービスでも確定申告の医療費控除の対象となるものがある

医療費控除の対象となるのは医療費だけではありません。あまり知られていませんが、介護費用も対象となります。

●介護保険サービスでも医療費控除できる

　介護費用（自己負担分）も医療費控除（→P.54）の対象となります。居宅サービスでは、訪問看護などの医療系のサービスと訪問介護（ホームヘルプ）などの福祉系のサービスがあります。

　医療系のサービスは単独で医療費控除の対象となりますが、福祉系のサービスは、医療系のサービスと併用した場合のみ対象となります。

　ただし、生活援助中心の訪問介護は対象外です。また、福祉用具貸与や有料老人ホーム、グループホーム等も対象外です。対象となる居宅サービスの種類については国税庁のホームページに詳細が掲載されています。

>●医療費控除の対象となるおもな居宅サービス
>・ 訪問看護、訪問リハビリテーション、居宅療養管理指導、通所リハビリテーション、短期入所療養介護　など
>・ 上記のサービスと併用する場合のみ対象となるサービス
>　訪問介護（生活援助中心型を除く）、訪問入浴介護、通所介護、短期入所生活介護　など

●介護保険施設での食費や居住費も対象に

　意外に思われるかもしれませんが、介護保険施設での食費や居住費も医療費控除の対象になります。

　特養では、施設サービス費（食費・居住費を含む）の自己負担額の2

介護サービスでも確定申告の医療費控除の対象となるものがある

分の1に相当する金額、老健と介護療養病床では、全額が医療費控除の対象となります。生計を一にする高所得の子どもがこれらの費用を支払えば、大きな節税効果があります。

●交通費やおむつ代も対象となる

このほか、通所リハビリテーションや医療型ショートステイ（短期入所療養介護）等を受けるために交通機関を使った場合の交通費や、医師が発行した「おむつ使用証明書」がある場合のおむつ代も医療費控除の対象となります。

> **memo　医療費控除のほか、所得控除の対象となるもの**
>
> ○障害者控除
>
> 　介護保険法の要介護認定の有無にかかわらず市区町村長等の認定を受け「障害者控除対象者認定書」を交付してもらえば、障害者控除を受けることができます。さらに、身体障害者手帳や精神障害者保健福祉手帳等を持っていると、自動車税の減免、公共施設・公共交通利用料金の割引き、有料道路通行料金の割引き、郵便貯金の利子非課税、NHK放送受信料の減免などが受けられます。
>
> ○社会保険料控除
>
> 　介護保険料は社会保険料として全額所得控除の対象となります。ただし、年金から天引きされている場合（特別徴収）は、被保険者本人の申告に限り、認められます。
>
> ○生命保険料控除
>
> 　払い込んだ生命保険の保険料の一定額が、その年の所得から差し引かれて、所得税や住民税の負担が軽減されます。

●払い戻しを受けた場合など

高額介護（予防）サービス費や高額介護合算療養費として払い戻しを受けた場合には、その金額を医療費から差し引いて医療費控除の計算をします。サービス提供事業者や施設が発行する領収書には、医療費控除の対象となる金額が記載されていますので、保管しておきましょう。

医療費控除やその他の所得控除を活用すると、所得が低くなり、それに伴い介護保険料が安くなるなど、介護にかかる費用を抑えられる可能性がありますので、忘れずに所得控除の手続きをしましょう。

column　世帯分離

介護費用軽減の裏技的方法として「世帯分離」があります。介護費用を軽減するしくみは、本人だけではなく世帯の収入も判断基準としているものが多いです。したがって、本人が住民税非課税でも軽減を受けられない場合があり、保険料や介護施設（短期入所を含む）での食費や居住費の軽減のために世帯分離が行われるケースがあります。

世帯分離は「転居」とは違います。世帯分離とは同じ住所で世帯主を2人にする方法です。手続きは異動届を提出するだけで、簡単にできます。理由を聞かれることも基本的にありません。

ただし、世帯分離は生活の実態にもとづいて行われるべきですので、介護費用を軽減したいとの理由での世帯分離を認めない地域もあります。以前は介護施設利用時の食費、居住費の軽減のために親子だけではなく、夫婦間でも世帯分離が行われていましたが、法改正により、一方の配偶者が住民税課税者などであれば、軽減は受けられなくなりました。親子については従来通りです。

世帯分離はメリットばかりではありませんので、ケアマネジャーに相談してみましょう。

知っ得 39 バリアフリーリフォームで減税

50歳以上の方、要介護または要支援の認定を受けている方、障害を持っている方など一定の方が自ら所有し居住する自宅に、手すりの設置やトイレ、浴室改良などのバリアフリー改修工事をすると税金を安くできます。

◉所得税から直接差し引かれる

　ローンの有無にかかわらず利用できる投資型減税の場合、補助金等を差し引いた工事費用の10％を所得税から控除できます（税額控除）。ただし、最大控除額は20万円で、控除期間は1年です。

　そのほか、償還期間（返済期間）5年以上のローンを利用したときのみ利用できるローン型減税もあります。最大控除額は総額62.5万円で控除期間は5年間です。確定申告が必要です。

　同居する要介護認定を受けた親のために、自宅にバリアフリー改修工事をする場合などに活用できます。

◉固定資産税も軽減される

　所得税や住民税だけではなく、要件を満たせば、当該家屋に係る固定資産税額の3分の1が1年度分軽減されます。この減税を受けるためには工事完了後3か月以内に所在する市区町村に申告する必要がありますので気をつけましょう。

　リフォーム減税の概要は、一般社団法人住宅リフォーム推進協議会のホームページで入手できる「マンガでわかる住宅リフォームガイドブック」がおすすめです。税制優遇を受けるためには、対象となる工事、住宅等の要件、控除に関する要件など細かい条件がありますので、事前に税務署に確認のうえ、工事を行ってください。

寝たきり等でも受け取れる高度障害保険金と障害年金

●高度障害保険金

　死亡時に保険金を受け取れる生命保険では、一般的に、死亡時のほか高度障害時でも死亡保険金と同額の高度障害保険金を受け取ることができます。高度障害保険金は非課税です。

　重度の認知症や胃ろうが原因でそしゃく機能を永久に失った場合などは、高度障害保険金を受け取ることができる場合があります。保険会社の担当者に相談してみましょう。

●障害年金

　障害年金は、病気やケガが原因で日常生活や仕事に支障をきたしたときに生活を保障するために支給される公的制度です。手足や目、耳などの身体障害だけではなく、心疾患、肝疾患、メンタル疾患（うつ）、リウマチなども対象となります。

　障害年金を請求するには、①初診日要件、②保険料納付要件、③障害認定日要件の3要件を満たすことが必要です。国民年金の加入者は保険料の滞納に注意しましょう。

　自営業などの障害基礎年金の年額（以下、2017年度価格）は1級が974,125円、2級が779,300円です。子の加算もあります。

　会社員や公務員の障害厚生年金は、1級～3級まであり、年額は平均収入と加入期間（最低保証300月）で変わります。3級には最低保障額があり、584,500円です。また、一時金として、初診日から5年以内に病気やケガが治り、障害厚生年金の3級を受けるよりも軽い障害が残ったときには障害手当金（最低保障額1,169,000円）が支給されます。

　年金は請求しないともらえません。なお、働いていても受給の可能性はあります。がん患者の方、ペースメーカーを装着している方などは、主治医や社会保険労務士に相談しましょう。原則、20歳以上65歳になるまで請求できます。時効は5年です。

知っ得 40 介護で仕事を辞めないために会社の制度を調べておく

働き盛りの40代、50代にとって親の介護の問題は避けて通れません。核家族化に加えて共働き家庭が増えていますので、何の知識もなく、突然、親の介護が始まると、介護のため会社を辞めざるを得ない事態になりかねません。

●親のこと、介護の制度、会社の制度を早めに調べる

高齢の親に「介護が必要かも」と思ったら早めに準備をしましょう。具体的には「親の生活」、「介護保険制度」、「仕事と介護の両立を支援する制度（法律・社内規定）」について調べておきましょう。

介護保険のサービスと介護休業などの両立支援策を組み合わせることで、介護をしながら仕事を続けることは十分可能です。

介護保険制度についてはすでに説明しましたので、ほかの2つについてポイントをお伝えします。

●親の生活と今後の介護について確認しておく

親が元気なうちに「収入や資産、借金などお金のこと」「健康状態や病歴、かかりつけ医」「介護が必要になったときの希望」などについて確認しておきましょう。このような情報を書き込む市販のノートがありますので、プレゼントして記入してもらったらいかがでしょうか。

兄弟姉妹がいれば、介護や介護費用の役割分担について話し合っておくことが大切です。

●職場の理解と協力が大きなポイントになる

人事評価や昇進に響くという不安や、職場の同僚に迷惑をかけるなどの理由から、介護のことは職場には知られたくないと限界まで我慢してしまう方は少なくありません。その結果、最悪、早期退職や離職の道を選んでしまいます。

介護離職をすれば、年金も退職金も少なくなり、親の介護が終わったあとの生活が成り立たなくなります。
　介護休暇や介護休業は法律で認められた権利ですので、会社の就業規則に記載がなくても取得することができます。取得しても、解雇などの不利益な取り扱いをされることはありません。

　とはいえ、突然、介護休業のような長期の休みをとると周囲の負担が増しますので、職場や得意先の信頼を失ったり、復職後の仕事がうまくいかなくなったりする恐れもあります。
　親が要介護になったときには、ひとりで悩まず、上司や同僚に相談し、協力してもらいましょう。

> **memo　遠距離介護の負担軽減**
>
> 　遠く離れてひとり暮らしをする親が急に倒れたらどうしよう、と不安な方は多いと思います。不安を軽減するため、市区町村独自の高齢者向けの福祉・生活支援サービスを調べてみましょう。「緊急通報システム」「電話訪問」「見守り訪問」などの見守りサービスがあります（→P.132）。
> 　交通費の負担軽減としては航空会社の「介護割引」があります。また、介護割引ではありませんが、「早期予約割引」やJRのジパング倶楽部の会員になるなど各種割引制度を上手に活用しましょう。

知っ得 41 介護休業と介護休暇、介護休業給付を活用する

育児・介護休業法に介護休業、介護休暇、所定外労働の制限（残業免除）、深夜業の制限、所定労働時間の短縮措置等などが定められています。

●介護休業

要介護状態※にある対象家族を介護するために労働者（日々雇用を除く）が休業する場合、家族1人につき通算93日まで、分割（3回まで）して介護休業をとれます。対象となる家族は、配偶者（事実婚も含む）、父母（配偶者の父母も含む）、子、祖父母、兄弟姉妹、孫です。同居、扶養しているかは問いません。

●介護休業の対象となる家族（同居や扶養の有無は問わない）
- 配偶者（事実婚も含む）
- 父母（養父母を含む）
- 配偶者の父母（養父母を含む）
- 子（養子を含む）
- 祖父母
- 兄弟姉妹
- 孫

※「要介護状態」とは、負傷、疾病または身体上もしくは精神上の障害により、2週間以上の期間にわたり常時介護を必要とする状態を言い、「常時介護を必要とする状態」とは、要介護2以上または厚労省の「判断基準」に該当する場合です。

◆ 介護休業と介護休暇

介護休業	・対象家族1人に対し通算93日まで（3回まで分割可能） ・給与は原則として無給。 　一定条件を満たすと、介護休業終了後、雇用保険から介護休業給付金が支給（休業開始時の賃金日額×支給日数×67％相当額）される ・休業中も社会保険料や住民税の支払いは必要
介護休暇	・1年度に5日まで （介護、世話をする対象家族が2人以上の場合は10日まで） ・1日単位または半日単位で取得可能 ・給与は法的には定めなし（有給・無給は会社による）

●休業開始日の2週間前までに書面で申し出る

　介護休業を利用するには、休業開始日の2週間前までに、書面で申し出る必要があります。事業主が適当と認めれば、ファックスまたは電子メール等でも構いません。

　介護休業は、介護に専念するための期間として使うのではなく、仕事と介護を両立するための準備期間（社内の両立支援制度の確認、介護認定の申請、ケアマネジャーとの打ち合わせ、介護施設の見学など）として利用しましょう。

　また、介護休業中は、介護休業給付金を受け取ることができる場合がありますので、活用しましょう。

◯介護休暇

　要介護状態にある対象家族の介護その他の世話を行う労働者は、1年に5日まで（対象家族が2人以上であれば10日まで）、1日または半日単位で介護休暇をとれます。対象となる家族は介護休業と同じです。当日に口頭で申請でき、申請書は後日で構いません。急病時の通院等の付き添いなどの緊急時に利用すると良いでしょう。

介護休業と介護休暇、介護休業給付を活用する

● 勤務時間の短縮等

所定外労働の制限（残業免除）では、労働者の請求により、対象家族1人について、介護の必要がなくなるまで、残業の免除が受けられます。

深夜業の制限では、請求すれば午後10時～午前5時の深夜労働が免除されます。

所定労働時間の短縮措置等では、①所定労働時間（勤務時間）の短縮、②フレックスタイム制度、③始業・終業時刻の繰り上げ・繰り下げ、④労働者が利用する介護サービス費用の助成、その他これに準じる制度のいずれかの措置をとることが義務付けられています。介護休業とは別に、利用開始から3年の間で2回以上の利用が可能です。

育児・介護休業法は、会社が最低限用意すべき両立支援策を定めたものです。会社によっては法律の内容よりも両立支援策を厚くしているところもありますので、人事に問い合わせてみましょう。

● 介護休業したときにもらえる給付金、介護休業給付

介護休業中の給料を支払うかどうかは事業主の任意です。家計が心配で介護休業の取得をためらう人がいるかもしれませんが、介護休業中は介護休業給付という経済支援があります。

介護休業をとったときに、著しく給料が低下した人は、介護休業給付を申請しましょう。原則として、在職中の事業所を管轄するハローワークに事業主を経由して申請する必要があります。

給付を受けるには、雇用保険の加入者で「介護休業開始前2年間に、11日以上働いたことがある月が12か月以上ある人」などの条件を満たすことが必要です。

介護休業給付金は休業日数分、給料の67％が支給されます。なお、

第5章 介護にかかるお金の負担を軽くする 169

休業期間中支払われる給料が13％を超えるときは給付金の支給額が減額され、80％以上の場合は支給されません。

なお、介護休業給付は非課税です。介護休業中の厚生年金保険料や健康保険料等の社会保険料の支払いは、免除されません。ただし、介護休業中に勤務先から給与が支給されない場合は、雇用保険の保険料の負担はありません。

◎ 介護休業と介護休業給付金

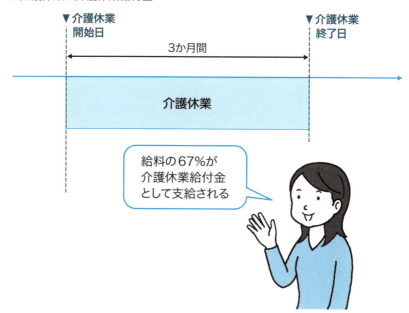

プラスワン・アドバイス　plusone advice

「施設介護は高い」と決めつけてはいけない

　介護が必要になった場合、在宅で介護を受けるか、施設へ住み替えるかは、多くのご家庭の課題だと思います。そのときに重要なのは、「在宅介護＝安い、施設介護＝高い」と決めつけないこと。介護費用はどちらが少なく済んだのかは、それぞれの方の介護が終わった時点で判明するもの。イメージでとらえるのは、NGです。

　たとえば、特別養護老人ホームの場合、新設されているのは基本的にユニット（個室）タイプになったことから、ひと月の利用料は14〜15万円くらいが一般的です。ですが見学に行ってみると、14〜15万円の利用料を支払っている方は入所者の3分の1くらい。残りの3分の2くらいの方は、**何らかの軽減措置を受けています**。ひと月の利用料が5万円だったり、8万円だったりするわけです。

　利用者やその世帯の所得によって、利用料は変動しますので、「巷のウワサ」のようなもので決めるのではなく、「自分の所得の場合は、どのくらいの利用料になりそうですか？」と確認する作業が大切だと思います。

「税金が戻る」の前にじっくり考えよう

　要介護状態になったあとも、在宅で介護を受けたいと思う方は多いはずです。そのような気持ちを煽るように「バリアフリーリフォームをすると、税金が戻りますよ」という誘い文句で、バリアフリー化を含む高額なリフォームをされる方は少なくないようです。

　特に退職金を受け取ったあとは要注意。財布のヒモが緩くなっていて、甘い誘いにコロッといってしまう人もいます。退職金は30年くらいある老後の中で少しずつ取り崩していくお金だということをお忘れなく。バリアフリー化すると、税金が戻るのは本当ですが、そもそも年金

暮らしに入られてからいくらの所得税や住民税を払われているのでしょうか。

　日本人は「税金が戻る」という言葉に弱いと感じますが、支払う所得税や住民税がかなり少なくなっている年金暮らしの中では、「そのリフォームは本当に必要なのか？」と「やるとしても、今なのか」をじっくり考えてから実行することをおすすめします。リフォームで使ったお金を埋め合わせる方法はないからです。

リフォームは介護が必要になってから

　また玄関をスロープ化したり、廊下に手すりを付けるなど、将来の介護に備えたリフォームは、介護が発生してから行うことをおすすめします。

　在宅での介護を断念して、施設へ入居する場合、介護仕様に改造された家は、若い世代にとって住みやすい家とは言えず、売却にあたり値段を下げられる可能性があるからです。実際に介護が必要になった場合、右半身の麻痺なのか、左半身の麻痺なのかでも、ベッドの位置や手すりが必要な場所は変わります。介護が発生してからリフォームを行えば、上限はあるとしても助成も受けられますので、焦らないことが大切です。

第6章

介護費用の
ねん出のしかた&
財産の守りかた

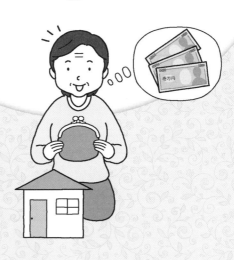

知っ得 42 民間介護保険で介護のお金に備える

介護の備えをしている方は多くないと思います。しかし、介護は誰にでも起こりうる身近なリスクです。介護が必要になったときの最大の不安はお金ではないでしょうか。

●まずは公的介護保険

今までご紹介してきた通り、介護が必要になったとき、まず頼りになるのが公的介護保険です。介護サービスを1割または2割※の自己負担で利用できます。

ただし、公的介護保険は要介護度に応じて受けられるサービスの種類や利用限度額が決まっていますので、サービスメニューにないサービスを利用した場合や、限度額を超えてサービスを利用した部分は全額自己負担になります。

※ 2018年8月から、65歳以上で特に所得が高い人は3割負担となります。

●公的介護保険サービスの縮小化と、存在感を増す民間介護保険

2025年に団塊の世代が後期高齢者になり、介護財政の逼迫が予想されます。そこで介護給付費の抑制が喫緊の課題になっています。

たとえば、要支援の方へのホームヘルプサービス（介護予防訪問介護）とデイサービス（介護予防通所介護）が介護予防給付から外され、自治体の介護予防・日常生活支援総合事業（総合事業）に移されました（→ P.130）。

要介護度が軽い方への調理、買い物といった生活援助サービスも、保険の給付対象から外すことが検討されています。今後も、公的介護保険サービス縮小化の流れは続くでしょう。これに伴い、公的介護保険を補完する民間介護保険に注目が集まっています。

民間介護保険で介護のお金に備える 知っ得42

●民間介護保険で介護の長期化に備えよう

　すでに説明したように在宅介護にかかる費用は、住宅改修などの一時費用が約77万2,000円、月々の費用が約5万100円です。介護期間は平均55.7か月ですので、単純計算で約356万円必要となります。10年であれば、約678万円です。

　有料老人ホームなどに入居するとなると、もっとお金が必要になります。想定外に長生きした場合、月額利用料が支払えなくなり、退去せざるを得なくなるかもしれません。

　また、貯蓄を取り崩しながら年金収入で生活する平均的な高齢者世帯では、介護サービスの1割負担さえ、家計を圧迫します。介護サービスの利用を控えることになるかもしれません。介護が長期化した場合、預貯金だけでは不安です。民間介護保険で備えておくと安心です。

●民間介護保険は使い道自由。しかも現金でもらえる

　保険会社の約款に書かれている要介護状態になると、介護保険金がもらえます。民間介護保険は公的介護保険と異なり、使い道が自由な現金給付である点が最大の特徴です。

　民間介護保険は40歳未満でも契約することができます。また、公的介護保険では、40歳以上65歳未満の人は16種類の特定疾病で要介護状態になったときにしか介護サービスを受けることができませんが、民間介護保険にはこのような制限はありません（商品による）。

●民間介護保険の税メリット

　民間介護保険は毎年払い込んだ保険料の一定額が「介護医療保険料控除」の対象となり、所得税や住民税が軽減されます。ただし、介護を保障する商品でも「一般生命保険料控除」の対象となる場合もあります。たとえば、ソニー生命の5年ごと利差配当付終身介護保障保険は、

第6章　介護費用のねん出のしかた＆財産の守りかた　175

死亡給付金倍率5倍プラン、7倍プラン、10倍プランがありますが、このうち介護医療保険料控除の対象となるのは死亡給付金倍率5倍プランのみです。

●介護保険金や介護年金は全額非課税

また、被保険者（または配偶者や直系血族あるいは生計を一にするその他の親族）が受け取る介護保険金や介護年金はその全額が非課税となります。

●民間介護保険のメリット
・約款所定の要介護状態で保険金がもらえる
・使途自由の現金給付
・40歳未満でも契約できる
・保険料（の一部）は所得控除の対象。保険金は非課税

公的介護保険と民間介護保険のおもな違い

	公的介護保険	民間介護保険
給付	現物（サービス）給付	現金給付
給付額	要介護度に応じる	自ら設定する
加入	40歳以上（強制加入）	40歳未満も可（任意加入）
保険料	全額、社会保険料控除	介護医療保険料控除（最高4万円）※
要介護による払込免除	要介護認定を受けても免除されない	商品による
申請先	市区町村の窓口	保険会社や共済

※ 2012年1月1日以降に契約した場合の所得税の所得控除額。住民税は最高28,000円。介護を保障する商品でも「一般生命保険料控除」の対象となる場合もあります。

民間介護保険で介護のお金に備える 知っ得42

memo ミニ保険

　少額短期保険（ミニ保険）の中には、保険会社の商品にはないユニークな商品があります。たとえば、セントプラス少額短期保険の介護保険は、要介護2まで、満60歳～100歳まで加入できます。また同社では、40歳から90歳まで要介護度にかかわらず加入できる「認知症のささえ」も扱っています。リボン少額短期保険の認知症保険（個人賠償責任保険）は、年齢に関係なく認知症でも被保険者になれます。その他、要支援1で介護一時金がもらえる商品、高齢者施設での入居中のケガに備える商品もあります。

　このように、ユニークな商品が多いので、ミニ保険の介護保険も調べてみましょう。ただし、保険料は生命保険料控除の対象外である点、破たん時の公的な契約者保護の制度がない点は注意しましょう。

注意！ 生命保険料控除について

　2012年1月1日以降に契約した生命保険の払込保険料は、保障内容に応じて、①一般生命保険料控除、②介護医療保険料控除、③個人年金保険料控除に分類されます。

⬇ 生命保険料控除額（所得税）①②③それぞれについて

2万円以下	払込保険料全額
2万円超4万円以下	（払込保険料×1/2）＋1万円
4万円超8万円以下	（払込保険料×1/4）＋2万円
8万円超	一律4万円

第6章　介護費用のねん出のしかた＆財産の守りかた

知っ得 43 民間介護保険はこう選ぶ

民間介護保険の内容は保険会社によってさまざまです。次のチェックポイントを参考にニーズに合った保険を選びましょう。

●保険金の支払基準はどうなっているか

支払基準には3つのタイプがあります。①公的介護保険の一定の要介護状態以上に該当したときに保険金を受け取ることができるタイプ（公的介護保険連動型）、②保険会社が独自に定める要介護状態に該当したときに保険金を受け取ることができるタイプ（独自基準型）、③公的介護保険連動型と独自基準のどちらかに該当したときに保険金を受け取ることができるタイプ（併用型）があります。

●保険金の受け取り方は？

保険金の受け取り方には3つのタイプがあります。①一時金（数百万円～数千万円）としてまとまった金額を受け取るタイプ、②年金として毎年受け取るタイプ、③一時金（数十万円）と年金を併用して受け取るタイプがあります。

●保障期間は「終身型」、保険料払込期間は「短期払い」で

保障期間には、一定期間だけ保障する「有期型」と一生涯保障する「終身型」があります。有期型は、保障期間を80歳までとする商品が多いようです。80歳以降に介護の発生率が急に高まることを考えると、終身型のほうが安心です。

民間介護保険はこう選ぶ

◎ 保険金の支払基準

	公的介護保険連動型	独自基準型	併用型
メリット	支払基準が明確	・介護保険の対象とならない要介護状態もカバー ・介護保険改正の影響を受けない	公的介護保険連動型、独自基準型のそれぞれのメリットがある
デメリット	・介護保険の改正があったときに、契約時の支払基準が変更される恐れがある ・公的介護保険の対象とならない要介護状態はカバーできない	要介護状態に該当するかどうかの判断を保険会社が行う点が不透明	公的介護保険連動型より保険料が割高
留意事項	要介護2以上が主流。要介護1以上もある	約款所定の要介護状態が一定期間継続しなければ、保険金を受け取ることができない	ー

◎ 保険金の受取方法

①一時金型	②年金型	③併用型
介護用品の購入、住宅のリフォーム、有料老人ホームの入居一時金などに活用できる	公的介護保険の自己負担分、保険外サービスの費用、成年後見人に支払う費用など、継続的に必要となる資金として活用できる	一時金は介護用品の購入、リフォーム資金など介護の環境を整える資金として活用できる。年金は年金型に同じ

第6章 介護費用のねん出のしかた＆財産の守りかた

終身型の保険料の払込方法は、保険料の払い込みを一定の年齢（60歳までなど）までとする「短期払い」と一生涯とする「終身払い」があります。給与収入のあるうちに保険料の支払いを済ませる短期払いのほうが安心ですが、終身払いに比べて保険料が高くなります。終身払いにするときには、要介護状態になったときに保険料の払い込みが免除になるタイプを選ぶと良いでしょう。

◉貯蓄性や死亡保険金が大きいと、保険料も高くなる
●解約返戻金があると、保険料は高くなる
　「解約返戻金がある」タイプと「解約返戻金がない」タイプがあります。解約返戻金は老後の生活資金として活用できますが、解約返戻金がないタイプに比べ保険料がかなり高くなります。ただ、解約返戻金のあるタイプといっても短期間で解約した場合には、解約返戻金は全くないか、あってもごくわずかなので注意しましょう。

　約款所定の要介護状態にならない場合、解約返戻金がないタイプは、掛け捨てになります。お金に余裕のある方は、解約返戻金があるタイプが良いでしょう。

●死亡保険金（死亡給付金）があると、保険料は高くなる
　「死亡保険金がある」タイプと「死亡保険金がない」タイプがあります。死亡保険金がないタイプのほうが、通常、貯蓄性もないので保険料が安くなります。保険料の掛け捨てが嫌なら、死亡保険金のあるタイプを選ぶという手もあります。ただし、死亡保険金があるタイプでも、数十万円程度しか死亡給付金が出ないタイプもありますので、よく確認しましょう。

●認知症保険は、上乗せ保障として検討しよう

　認知症患者の介護費用はかさむことが多く、認知症に特化した保険が2016年に相次いで朝日生命と太陽生命から販売されました。支払基準は、「器質性認知症になり、見当識障害が180日以上継続したと診断確定されたとき」(太陽生命)、「要介護1以上、かつ、所定の認知症になったとき」(朝日生命)などです。このように、認知症保険は約款に書かれている認知症にならないと保険金を受け取れません。しかし、既存の民間介護保険は、認知症以外の要介護状態から認知症まで幅広く対応していますので、介護のリスクに関しては、まず、民間介護保険を検討してみることをおすすめします。

　民間介護保険に加入したうえで、必要に応じ、上乗せの保障として認知症保険を検討してみてはいかがでしょうか。認知症になると倍額の介護保険金が支払われるプルデンシャル生命の介護終身保険(認知症加算型)や認知症になると一時金が支払われる三井住友海上あいおい生命の終身保険(終身介護・認知症プラン)などもあります。

> **memo** 被保険者が意思表示できない場合に備えて代理人を指定しよう
> 　受取人である被保険者自身が認知症などにより、介護保険金を請求する意思表示をできない特別な事情がある場合に備えて、契約者は、あらかじめ代理人を指定しておくことができます(指定代理請求制度)。指定代理請求制度を利用できる場合は、代理人を指定しておきましょう。指定代理請求制度は保険版の任意後見制度と言えます。

●民間介護保険のデメリット

●インフレリスク

　75歳までは要介護の発生率は高くありません。仮に75歳で所定の要介護状態になるとすると、50歳で加入しても保険金を受け取るまでに25年間あります。その間インフレが続けば、お金の価値が下がるので、保険金を受け取っても保険金でカバーできるサービスの範囲は縮小します。

●保険会社の破綻リスクなど

　また、25年後には保険会社が破綻しているかもしれません。万一の場合、生命保険契約保護機構による保険契約者保護制度があります（損害保険にも同様の保護制度あり）。補償内容は保険種類により異なります。しかし、共済や少額短期保険事業者（ミニ保険会社）には、このような公的なセーフティーネットはありません。

●要介護状態にならなかった場合

　民間介護保険に加入しても、約款所定の要介護状態にならない場合もありますので、保険金を必ず受け取れるとは限りません。貯蓄性のない介護保険や死亡保険金のない介護保険に加入した場合は、保険料が掛け捨てになる可能性があります。

●しかし、貯蓄だけでは限界がある

　介護保険の負担増、サービスの縮小化の流れや長寿化、また、介護はいつ終わるかわからない点を考えると貯蓄だけで介護費用に備えるには限界があり、民間介護保険でも備えておくと安心です。一方、不要な保険は解約するなど、この機会に保険の整理をしましょう。

●生命保険や傷害保険で介護リスクに備えることも

介護保険以外にも、生命保険や損害保険で障害状態や認知症での事故補償などに備えるものがあります。

⬇ 介護リスクに備えるおもな生命保険

生命保険 「高度障害保険金」	死亡時だけではなく、約款所定の「高度障害状態」にも、死亡保険金と同額の高度障害保険金を受け取れます。
傷害特約	不慮の事故による死亡や約款所定の障害状態時に障害給付金(一時金)が支払われます。高度障害状態よりも軽度の障害状態も保障されます。
就業不能保険	病気やケガで、約款所定の就業不能（働けない）状態になったとき（自宅療養可）に一定期間、毎月給付金を受け取ることができます。アルツハイマーなどの若年性認知症も対象となります。なお、「うつ病」などの精神障害が原因の場合は、ごく一部の保険会社のみ保障の対象としています。
収入保障保険	死亡・高度障害だけではなく、介護や就業不能にも備えられる商品もあります。
住宅ローン 「疾病保障」	住宅ローン借入時に加入する団体信用生命保険に上乗せする「疾病保障」の範囲に、介護保障が含まれるものがあります。

⬇ 介護リスクに備えるおもな損害保険

新型 「個人賠償特約」	事故を起こした方が認知症等で責任無能力である場合に、従来の個人賠償特約では補償されなかった監督義務を負う別居の親族等も補償の対象に含め、財物損壊を伴わない電車の運行不能等による賠償責任もカバーします。一部の保険会社が扱っています。
傷害保険 「後遺障害保険金」	急激かつ偶然な外来の事故でケガをし、身体に障害が残った場合に、障害の程度に応じた保険金が支払われます。

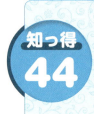

自宅を活用して介護資金をねん出する

ここでは、一般にあまり知られていない「リバースモーゲージ」と一般社団法人移住・住みかえ支援機構（JTI）の「マイホーム借上げ制度」について説明します。

●介護資金をつくるために自宅が活用できる

自宅を活用して介護資金をねん出する方法は、次の3つがあります。

① 自宅を売却する
② 自宅を担保にお金を借りる
③ 自宅を他人に貸して賃料収入を得る

なお、売却に関しては、「不動産の名義が被相続人のままになっていないか」「境界線は確定しているか」「抵当権は抹消されているか」について確認しておくことが大切です[※]。

●自宅を担保にお金を借りる ～リバースモーゲージ

リバースモーゲージは、自己所有の自宅（土地付き一戸建て住宅。一部マンションも）を担保に金融機関等からお金を借り入れ、契約者が亡くなったあとに相続人が自宅を売却等して返済するしくみです。自宅に住み続けながらお金の工面ができるのがメリットです。

借り入れたお金の使い道は、投資目的や事業目的以外であれば原則自由です。老後の生活資金の補てん、リフォーム資金、高齢者向け住宅の入居資金などに活用できます。

なお、契約者が亡くなったあとも配偶者が継続して居住できるかは、金融機関により異なりますので、契約前に確認しましょう。

※ 売却利益が3,000万円以内なら譲渡所得に所得税が課税されない特例（居住用財産を譲渡した場合の3,000万円の特別控除）は、住まなくなった日から3年目の12月31日までに家屋を譲渡しないと利用できません。

自宅を活用して介護資金をねん出する

●認知症の場合は利用できない

利用できるのは、55歳以上などのシニア、公的年金等の安定した収入のある方、契約時に判断能力のある方などです。認知症になったら利用できませんので注意しましょう。

将来の金利上昇を考えた場合、「利息のみ毎月返済」のほうが安心です。利用にあたっては、通常、推定相続人の承諾が必要です。

借入れ方法は、「一括」「毎年1回一定額」「必要に応じて随時」など金融機関により異なります。返済方法は、「利息のみ毎月返済」「死亡後元利一括返済」などさまざまです。金利は変動金利です。

●借りられるのは土地の時価の半分程度

借入限度額は、通常、土地の担保評価額の40%〜70%の範囲で設定されます。担保評価額は一般的に土地の時価の70%程度です。したがって、たとえば、土地の時価が3,000万円だとすると、担保評価額は2,100万円となりますので、借入限度額は840万円〜1,470万円の範囲内となります。このように最大で土地の時価の半分程度しか借り入れができないのが難点です。

⬇ リバースモーゲージ

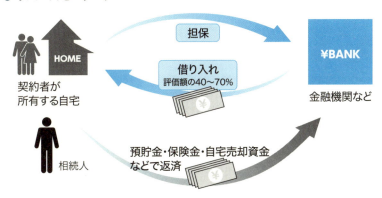

●リバースモーゲージのリスク

　また、リバースモーゲージには「長生きリスク」「不動産価格下落リスク」「金利上昇リスク」の3大リスクがあります。

　不動産価格の下落により、担保評価額が減少した場合など、借入限度額の減額が行われる場合があります。この結果、借入残高が借入限度額を上回る場合には、超過額の一括返済が求められます。

　担保不動産の売却代金等が借入金全額の返済に不足する場合、代物弁済（金銭の代りに自宅を給付して債務を消滅させる方法）ができれば、不足分は請求されません。代物弁済できるタイプが安心です。

　リバースモーゲージは地価が高い首都圏等以外は活用しづらいと言えます。利用にあたっては、借入額は慎重に検討しましょう。

◉社会福祉協議会の不動産担保型生活資金

　なお、各都道府県社会福祉協議会にも同様のしくみ（不動産担保型生活資金）があります。ただし、利用できるのは、世帯の構成員が原則65歳以上で、市区町村民税非課税または均等割課税程度の低所得世帯に限定されています。

◉高齢者向け返済特例制度（リフォーム融資）

　満60歳以上の方が、自宅のバリアフリー工事・耐震改修工事等を行うために自宅を担保に住宅金融支援機構のリフォーム融資（高齢者向け返済特例制度）を利用する方法があります。高齢者住宅財団が保証しているので、毎月の返済は利息のみで済みます。

　借入限度額は1,000万円で、全期間固定金利です。元金の返済は相続人による一括返済、あるいは自宅の売却により行います。

自宅を活用して介護資金をねん出する 知っ得44

●マイホーム借上げ制度

　一般社団法人移住・住みかえ支援機構（JTI）の「マイホーム借上げ制度」は、おもに50歳以上の方の自宅を終身で借り上げて、原則、3年の定期借家契約で若年層を中心に転貸し、一定の家賃収入を住宅の所有者に保証するしくみです。

　最初の入居者との転貸借契約が成立したあとは、仮に空室、空き家になっても、空室時保証賃料（査定賃料下限の85％が目安）が継続的に支払われますので安心です。

　具体的には、空き家・空室積立金10％と管理手数料5％を家賃から差し引いた額が住宅の所有者に支払われます。なお、募集予定家賃は周辺相場の80％～90％となります。

⬇ マイホーム借り上げ制度

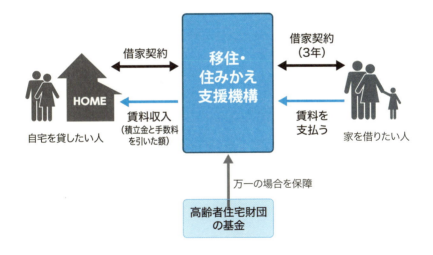

参考：一般社団法人移住・住みかえ支援機構（JTI）ホームページ

第6章　介護費用のねん出のしかた＆財産の守りかた

定期借家契約ですので、入居者が居座ったり、立ち退き料を請求されることがありません。3年の定期借家契約終了時には、再契約することも、自宅に戻ることも、売却することも自由に選択できます。家賃には、一般財団法人 高齢者住宅財団に債務保証基金がありますので、JTIが万一の場合も安心です。

　マイホーム借上げ制度はリバースモーゲージと異なり、最終的に住宅を手放すことがないのがメリットです。また、もともと賃貸目的のアパート等でなければ、別荘や相続した親の家などでも利用できます。

　ただし、制度を利用するには、JTIによる建物の劣化診断や、旧耐震基準の物件については耐震診断が実施され、改修を行わなければならない場合もあります。

⊙ オーナーのメリット・デメリット

メリット	デメリット
・家賃保証があるので安心 ・入居者と直接かかわる必要がない ・定期借家契約なので、契約終了時に、家に戻ることも売却することも可能 ・JTIが万一のときでも債務保証基金があるから安心	・定期借家、家賃保証があるので賃料は一般の賃料より安い ・建物診断の結果、補修の費用が発生することもある

●家賃返済型リバースモーゲージ

　「家賃返済型リバースモーゲージ」は、茨城県の常陽銀行とJTIが共同開発したものです。自宅をJTIに借り上げてもらい、JTIから支払われる家賃を担保に、最長35年の家賃額から利息を引いた金額を、5,000万円を上限に一括して借りられる制度です。

　20歳から利用できます。「マイホーム借上げ制度」と同様のメリットに加え、まとまった資金を確保できます。また、リバースモーゲージと異なり、自宅の売却を前提としていません。

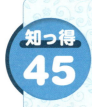

知っ得 45 判断力が衰えたら日常生活自立支援事業

成年後見制度を利用するほど困ってはいないけど、毎日の暮らしのなかで日常的な金銭管理などいろいろな不安や困りごとが出てきたら、社会福祉法人の日常生活自立支援事業を検討しましょう。

●本人以外が預金を引き出すときは委任状が必要

　高齢になり、身体が衰えると、銀行に預金を自力で下ろしに行くのがむずかしくなります。判断能力が衰えてくると、物事の判断やお金の管理ができなくなります。

　本人が銀行に行けないときは、家族が印鑑や通帳を持って行っても、委任状がないと預金を引き出すことができません。本人の判断能力が十分ある場合でも、家族が預金を引き出すには、銀行に用意されている委任状を利用するしかありません。

●社会福祉協議会の日常生活自立支援事業を利用する

　「預金の出し入れや公共料金などの利用料の支払いがひとりでは不安」「年金や預金通帳などの大切な書類をどこにしまったか忘れることが多くなった」「福祉サービスの利用方法がわからない」など、毎日の生活の中で、不安に思うことがたくさんでてきたら、市区町村にある社会福祉協議会（社協）に相談しましょう。

　本人がひとり暮らしの場合は、社協の日常生活自立支援事業を利用すると安心です。通帳の預かりや出し入れなどを支援してくれます。社協の行う日常生活自立支援事業では、このような場合に、福祉サービスの利用手続きや契約、金銭管理などを手伝ってくれます。初回相談から契約締結まで、概ね２～６か月かかります。利用者の条件については、社協により対応が異なります。

●日常生活自立支援事業で行うこと
・福祉サービス利用の手続きや契約の手伝い
・日常的な金銭管理
・通帳や証書など大切な書類の預かり
・元気に生活しているかの見守り　など

●相談は無料、サービスは有料

　相談や支援計画にかかる費用は、無料です。福祉サービスの利用手続きや金銭管理などのサービス利用料は、有料です。サービスの内容や利用料は社協により異なります。

　たとえば、日常的金銭管理サービスの利用料は、1回1時間まで1,000円、通帳や印鑑などの預かりサービスの利用料は、1か月500円などです。利用の際は、本人に契約をする能力が必要です。生活保護を受けている方には利用料の助成があります。

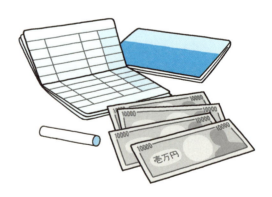

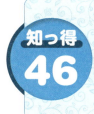

知っ得 46 悪質商法などの被害にあった場合は専用窓口へ

高齢者の財産を狙った悪質商法の被害に遭う方が増えています。認知症の人が、訪問販売で高額商品を買わされ、全財産を失うこともあります。

◉まず、本人に事情を聞こう

不審な契約書や書面、大量の商品、工事の形跡、不審な電話のやり取りや困っている様子に家族が気づいたら、まず本人に事情を聞いてみましょう。

◉一緒に解決するという姿勢が大切

本人は騙されたと気づいても、プライドから家族に相談せずに泣き寝入りする場合も少なくありません。責めるように問い詰めると、心身共に追い詰められて、うつになったり、最悪は自殺してしまう方もいます。済んだことは責めても何の解決にもなりません。一緒に解決するという姿勢が大切です。

◉消費者センターや警察の専用窓口に連絡を

トラブルだとわかったら、消費者センターに相談しましょう。「188（いやや）」を押すと、最寄りの消費者相談窓口を案内してくれます。クーリングオフ（一定期間内であれば契約後であっても消費者から一方的に契約を解除できる制度）などの対応策を教えてくれます。

なお、振り込め詐欺の相談は「警察相談専用窓口　＃9110」に電話してください。

◉悪徳商法などの相談窓口	
・消費者ホットライン	188
・振り込め詐欺警察相談窓口	＃9110

第6章　介護費用のねん出のしかた＆財産の守りかた

「見守り」と「気づき」のポイント（チェックリスト）

●住まいの様子

☐ 不審な契約書、請求書などの書面や、宅配業者の不在通知などはないか。

☐ 不審な健康食品やカニなどがないか。

☐ 新品のふとんなど、同じような商品が大量にないか。

☐ 屋根や外壁、電話機周辺などに不審な工事の形跡がみられないか。

☐ 通信販売のカタログやダイレクトメールなどが大量にないか。

☐ 複数社から配達された新聞や景品類などがないか。

☐ 不審な業者が出入りしている形跡はないか。

●高齢者本人の言動や態度など

☐ 不審な電話のやり取りや、電話口で困っている様子はないか。

☐ 生活費が不足するなど、お金に困っている様子はないか。

☐ 預金通帳などに不審な出金の記録はないか。

出典：独立行政法人国民生活センター
「家族や周囲の"見守り"と"気づき"が大切 －認知症等高齢者の消費者トラブルが過去最高に!!－」
http://www.kokusen.go.jp/news/data/n-20140911_1.html

---

memo　解約制限付き信託商品

　振り込め詐欺の被害者は年間1万件を超えます。そこで開発されたのが大手信託銀行の「解約制限付き信託商品」です。お金をいったん預けると、本人だけでは引き出せないのが共通した特徴です。引出しの使途を限定した商品もあります。預入額には500万円以上などの最低金額があります。数百万円以上の詐欺被害を防止するには、有力な選択肢のひとつです。

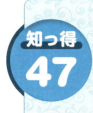

知っ得 47 高齢者の財産管理には、成年後見制度を利用する

成年後見制度は、認知症、知的障害、精神障害などで、判断能力が低下した方を支援するしくみです。十分な判断ができなくなったら成年後見制度の利用を考えましょう。成年後見制度には、「法定後見制度」と「任意後見制度」があります。

◉法定後見制度

　法定後見制度には、判断能力の状態に応じて3つの種類があります。①判断能力がいつも欠けている人のための「後見」、②判断能力が著しく不十分な人のための「保佐」、③判断能力が不十分な人のための「補助」の3つで、権限の内容が異なります。どの種類になるかは、家庭裁判所が医師の診断書・鑑定書に基づき決定します。

●後見人になれる人

　ここでは、後見を利用する場合を例に取り上げます。後見人になるために特別な資格は必要ありません。以下の欠格事由に該当しなければ誰でもなれます。

◉**後見人になれない人（欠格事由）**
①未成年
②家庭裁判所によって解任された法定代理人、保佐人、補助人
③破産者
④被後見人に対して訴訟をした（している）人やその配偶者、直系血族
⑤行方不明者

◐ 法定後見制度

種類	対象者	必ず与えられる権限	申立てにより与えられる権限
後見	判断能力がいつも欠けている方	財産管理についての全般的な代理権、取消権（日常生活に関する行為を除く）	—
保佐	判断能力が著しく不十分な方	特定の事項[※1]についての同意権、取消権（日常生活に関する行為を除く）	・特定の事項[※1]以外の事項についての同意権、取消権（日常生活に関する行為を除く） ・特定の法律行為[※2]についての代理権
補助	判断能力が不十分な方	—	・特定の事項[※1]の一部についての同意権、取消権（日常生活に関する行為を除く） ・特定の法律行為[※2]についての代理権

※1 民法13条1項に掲げられている借金、訴訟行為、相続の承認や放棄、新築や増改築などの事項。
※2 預貯金の払戻し、不動産の売却、介護契約締結などの特定の法律行為。

● 成年後見制度を利用するには

　成年後見制度を利用するには、被後見人の住民票がある地域を管轄する家庭裁判所に申立てを行います。申立て手続きには、原則、親族の同意書が必要になります。

> ● 成年後見の申立てができる人
> ・本人（被後見人）
> ・配偶者
> ・4親等内の親族
> ・市区町村長など

高齢者の財産管理には、成年後見制度を利用する

- ●後見人の選任申立てに必要な費用の例
- ・申立手数料（後見・保佐・補助共通）　800円
  （代理権または同意権の付与）　　　各800円
- ・登記手数料　2,600円
- ・送達・送付費用　3,200円（後見）または4,100円（保佐・補助）
- ・鑑定費用　実費（通常は裁判所に予納した金額）
  ※ 専門家による鑑定料は5万円〜15万円程度

●後見人ができること、できないこと

　後見人のおもな仕事は、本人の預貯金の管理や不動産管理などの「財産管理」と、介護サービスの契約、入退院・施設の入退所の手続きや契約などの「身上監護」です。ただし、実際に介護を行ったり、入院に立ち合うなどの事実行為は、後見人の仕事ではありません。

- ●後見人のおもな仕事
- ・財産管理……本人の預貯金の管理や不動産管理など
- ・身上監護……介護サービスの契約、入退院・施設の入退所の手続きや契約など
  ※ 実際の介護や、入院立ち合いなどは行いません。

　なお、被後見人が住んでいる家を処分するときは、家庭裁判所の許可が必要です。

　後見人は、被後見人がする日用品の買い物など日常生活に関する行為を除き、財産管理に全般的な代理権、取消権を持ちます。一方、結婚、離婚、養子縁組などの身分行為は、後見人が取り消すことはできません。また、手術や輸血などの医療行為の同意もできません。

- ●後見人ができないこと
  - ・結婚、離婚、養子縁組などの身分行為の取消し
  - ・手術や輸血などの医療行為の同意

●後見人を解任するには

　後見人は家庭裁判所に職務内容について報告する義務があります。家庭裁判所は、収支をチェックし、間違ったお金の使い方などをしていたら後見人に注意をします。

　後見人が被後見人の財産を着服したり、被後見人を虐待したりなど、著しい不行跡、その他任務に適しない事由が認められたときは、被後見人やその親族、成年後見監督人、検察官の申立てにより、家庭裁判所は、後見人を解任することができます。

> **注意!** 後見人を引き受けるときはよく考えて
>
> 　後見人になったあと、介護ストレスや負担の大きさなどから後見人を辞めたいと思うことがあるかもしれません。しかし、後見人が辞任できるのは、病気で後見事務ができなくなった場合など、正当な理由があると家庭裁判所が判断し、許可したときだけです。家族が後見人を引き受けるときは、よく考えてからにしましょう。なお、後見事務の負担は、後見人を追加して、仕事を分担することで軽減できます。

●後見人への報酬はいくらくらい？

　後見人の報酬の有無や金額は、家庭裁判所が決めます。後見人が親族の場合は、弁護士などの専門職後見人の報酬よりも減額される可能性があります。

高齢者の財産管理には、成年後見制度を利用する

⬇ 専門職の成年後見人への報酬の例

内容	報酬額
通常の後見事務	月額2万円
管理財産額が1,000万円超5,000万円以下	月額3万円～4万円
管理財産額が5,000万円超	月額5万円～6万円
身上監護等に特別困難な事情がある場合（付加報酬）	上記基本報酬額の50％以内の相当額を付加

※ 保佐人、補助人も同様です。
※ 後見人等が複数の場合には、担当する事務の内容に応じて報酬額が按分されます。

◎任意後見制度

　判断能力が低下してから申し立てる「法定後見制度」に対して、将来の判断能力の低下に備えて、判断能力が十分あるうちに、自分の信頼できる人や団体（任意後見受任者）を選び、契約をするしくみが「任意後見制度」です。契約は公証人の作成する公正証書で結びます。

　法定後見制度では、本人には、裁判所が選任する後見人と面識がないこともありえます。自分が信頼する人に確実に後見人になってもらうためには、任意後見契約を結ぶことが必要です。

●任意後見の始まりと終わり

　任意後見契約の効力は、本人の判断能力が低下し、家庭裁判所で任意後見人を監督する任意後見監督人が選任されて初めて生じます。

　なお、任意後見人は、任意後見監督人のチェックを受けますので安心です。任意後見監督人の選任の申立てができるのは、本人やその配偶者、任意後見受任者、四親等内の親族などです。

　なお、任意後見人が先に亡くなった場合は、契約は終了します。任意後見人は、団体か自分より若い方にお願いしましょう。

● **費用はいくらくらい？**

　任意後見人の費用は、本人と任意後見受任者との間で契約時に決めます。任意後見監督人の報酬は、家庭裁判所が決めます。

◉**任意後見契約公正証書を作成する費用の例**
- 公証役場の手数料　　　1契約につき1万1000円
- 法務局に納める印紙代　2,600円
- 法務局への登記嘱託料　1,400円
- 書留郵便料　約540円
- 正本謄本の作成手数料　1枚250円×枚数

◉**任意後見監督人選任の申立てに必要な費用の例**
- 申立費用　　　800円
- 登記費用　　1,400円
- 郵便切手　　3,200円

⬇ 専門職の任意後見監督人への報酬の例

内容	報酬額
管理財産額が5,000万円以下	月額1万円～2万円
管理財産額が5,000万円超	月額2万5千円～3万円

※ 成年後見監督人、保佐監督人、補助監督人も同様です。
※ 上記に加え、付加報酬が支払われる場合があります。

> **memo　後見制度支援信託**
>
> 　後見人が、被後見人の預貯金を着服することを防ぐために、「後見制度支援信託」の利用が広まっています。後見制度支援信託は、日常的な支払いに必要十分な金銭を、後見人が管理し、通常必要のない金銭を信託銀行等に信託する（預ける）しくみです。まとまった額の引き出しや解約には、家庭裁判所の発行する指示書が必要です。

知っ得 48 民事信託を活用する

財産管理の面から見ると、成年後見制度は制約も多く、使い勝手がよくありません。そんなときは、民事信託を活用すれば、成年後見制度を使わずに認知症高齢者の財産を管理できます。

●制約の多い成年後見制度

　認知症など判断能力が不十分な方の財産管理方法として、成年後見制度があります。しかし、成年後見制度は、本人の財産を守ることが目的ですので、家族のために財産を使うことや生前贈与などの相続税対策はできません。また、自宅を処分するには、家庭裁判所の許可が必要です。

　申立てから後見人が選任されるまで2～3か月かかります。申立ての費用もかかります。

　また、必ずしも親族が選任されるとは限りません。弁護士などの専門職が後見人や後見監督人に選任された場合には、報酬が発生します。後見人には、家庭裁判所への年1回の報告義務がありますし、簡単に辞任することができません。

　このように、成年後見制度は財産管理を行ううえでの制約も多く、親族にとっては使い勝手のよいものではありません。そこで、成年後見制度を補完するものとして、ここ数年、注目されているのが、民事信託です。

●民事信託のしくみ

　民事信託とは、自分（＝委託者）が信託契約や遺言によって、信頼できる人（＝受託者）に対して、金銭や土地などの財産を移転（＝名義の変更）し、受託者にその財産（信託財産）の管理・処分などを任せるしくみです。

第6章　介護費用のねん出のしかた＆財産の守りかた

受託者は、信託契約や遺言に示された委託者の希望に沿う形で信託財産の管理・処分を行います。自分の財産を生前だけでなく、亡くなったあとも思い通りに処分できるのが特徴です。

　たとえば、受益者（信託財産から利益を受ける人）が、あらかじめ自分が亡くなったあとの次の受益者を何代にもわたって指定することができます（後継ぎ遺贈型受益者連続信託）。委託者（兼受益者）が、自分が亡くなったあとの受益者を指定しておけば、遺言と同じ効果があります（遺言代用信託）。民事信託は認知症の高齢者の財産対策として有益ですが、専門家が少ないのが難点です。

◐ 民事信託のイメージ

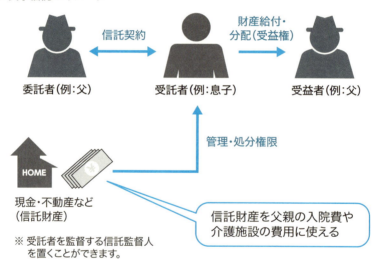

民事信託を活用する 知っ得 48

● **民事信託の活用事例**

　父親が元気なうちに自宅や預貯金を息子に移転します。信託の当事者は、父親が委託者兼受益者、息子が受託者となります。

　信託契約で、信託財産を父親の入院費や介護施設の費用に使うように定めておけば、将来、父親が認知症になり、判断能力を失ったとしても、信託財産の名義は息子ですので、息子は、信託専用の口座（信託口口座）から預金を引き出したり、自宅を処分して、入院費や介護施設の費用に使うことが可能です。

　なお、預貯金を信託する場合には、いったん払い戻しを受けて、その現金を信託専用の口座（信託口口座）を開設して管理します。ただ、信託口口座をつくることができる金融機関はまだ少ないのが現状です。

⬇ さまざまな信託

生命保険信託	保険金受取人を信託会社・信託銀行とし、たとえば、生活資金や学費を家族や親族などが必要なときに必要な金額だけ受け取れるように決めておくことができます。一部の保険会社しか扱っていません。
特定贈与信託	信託銀行等が受託者、特定障害者（重度の心身障がい者、中軽度の知的障がい者および障害等級２級 または３級の精神障がい者等）の方を受益者とし、信託財産から生活費や医療費として定期的に金銭が交付されます。 特別障害者の方については6,000万円、特別障害者以外の特定障害者の方については3,000万円を限度として贈与税が非課税となります。

第6章　介護費用のねん出のしかた＆財産の守りかた

プラスワン・アドバイス　plusone advice

リバースモーゲージはかなり難しい制度

　リバースモーゲージについては、老後資金のご相談の中で、よくご質問を受けるテーマです。金融機関の中には、築浅であればマンションを担保物件にしてくれるところがあるため、おひとりさまで高齢期に入った女性からのご質問も増えています。

　ご相談を受けていて気になるのは、「老後資金が足りなくなりそうだったら、リバースモーゲージを利用すればいい」と考えている方が少なくないこと。リバースモーゲージはありがたい制度とはいえ、利用する機関ごとに利用条件が異なります。かなり複雑な制度ですし、**土地が自分の元に戻らないこと**を前提にした制度なので、徹底的に調べてから利用すべきものだとも思います。

　また利用を希望しても、土地のある場所やその土地の評価額、預貯金額（社会福祉協議会の場合）などにより、**利用できないケースがある**ことも知っておきましょう。

早めに子どもの同意を

　リバースモーゲージの利用を考え始めたときは、早めにお子さんたちにも相談してください。リバースモーゲージを利用すると、その土地をお子さんたちに相続させるのが難しくなるからです。リバースモーゲージを利用するには、お子さんたちの同意が必要になるのが一般的なのに、実際の利用を決めるまで、お子さんたちに状況を説明していないご家庭もあり、子ども達の了解を得られなかったために、利用を断念したケースも実際に見てきています。

　また、将来は親が残した家に住むつもりのお子さんがいないとも限りません。自分たちの持ち家だとしても、お葬式を出してもらったり、お墓の管理をしてもらうことなどを考えると、お子さんの意思を確認せず

に進めるのは避けましょう。

後見制度は複数のプランから選択しよう

　後見制度については、制度が整ってきて、いくつもの活用法を検討できるようになってきました。選択肢が増えるのはありがたい反面、どのようなしくみを利用すると自分のニーズをかなえられるのか、判断に迷うケースが増えています。

　相談した金融機関が扱う制度に、自分のニーズを合わせようとする方もいますが、ひとつの金融機関からの提案だけで決めず、司法書士などから第三者の意見を聞くなど、複数のプランから選択するのが望ましいでしょう。

　また、時間の経過や体調の変化と共にニーズが変わることもあり得ます。将来的にどのような場合には見直しをするべきかもあらかじめ考えておくと良いでしょう。

具体的にやって欲しいことを尋ねておく

　また親の介護が今の時点で発生していない場合は、「認知症などになったら後見制度を利用して欲しいか」「利用して欲しいとしたら、誰に何を頼みたいか」など、できる限り具体的に、して欲しいことを尋ねておく必要があります。ご相談の中で感じるのも、事前に言葉で意思をたくさん伝えているほど、子ども側の迷いが少ないこと。迷いが少なくなれば、子ども間の争いも防ぎやすくなります。

おわりに

　ここまで、医療・介護の基本から、必要な金額、節約術、準備の方法、財産の守り方まで解説してきました。いかがだったでしょうか。

　医療・介護に関する書籍は多くありますが、解説が制度中心で、お金について詳しく説明している書籍は多くありません。しかし、医療・介護の問題に直面したときに気になるのはお金のことではないでしょうか。特に、介護のお金についての情報が少ないと思いませんか。

　そこで、5年前からメルマガなどで、介護のお金について不定期で情報を発信してきました。そろそろ介護のお金について情報をまとめて読者に提供しようと思っていたところ、タイミングよくファイナンシャル・プランナーの畠中雅子さんに声をかけていただき、出版の機会を得ることができました。

　序章とプラスワン・アドバイスは畠中雅子さんが、第1章〜第6章は私が執筆しました。「利用者の視点に立って役立つ最新の情報をわかりやすく」をコンセプトに書きました。本書が、加入している公的医療保険（健康保険など）の給付内容を調べたり、加入している民間保険（民間医療保険など）を見直すきっかけになればうれしく思います。

　介護は情報戦です。介護保険制度を徹底活用して、介護をひとりで抱え込まないようにしましょう。ご自身の人生も大切にしてください。そのための一歩を踏み出しましょう。役所や地域包括支援センターに足を運んでパンフレットを入手して制度を学びましょう。会社の制度も調べてみましょう。また、本書のチェックリストを参考にして、実際に高齢者向け住まいを見学しましょう。

　2025年には団塊の世代が75歳になり、要介護者や認知症の方が大

きく増えます。ここ数年2位でしたが、はじめて認知症が要介護状態になった原因のトップとなりました（厚生労働省「平成28年国民生活基礎調査の概況」）。これからは、成年後見制度や民事信託などの知識も必要になってきます。

　介護は身近なリスクと感じていない方が多く、準備不足で介護に直面してから、「もっと早くから情報収集しておけば、会社を辞めなくて良かった」「自治体のパンフレットを読んでもよく理解できない」などと後悔する人が少なくありません。早めに情報収集しましょう。お金の備えも早くから行ったほうが対策の選択肢も多く、無理なくできます。

　本書は、福祉・医療や金融・保険に携わる方にも、お客様への情報発信ツールとして活用していただけます。

　ちょっとした裏話ですが、本書は昨年末に出版の予定でした。2018年度は介護報酬改定の年です。4月の出版に変更になったため、介護サービスの単価を書き直さなければならなくなり、役所の資料の数字が虫メガネで見ないと見えないくらい小さく、修正作業は大変でしたが、結果として皆様に最新の情報をお届けすることができました。

　最後に。執筆に不慣れな私を優しく見守っていただき、貴重なアドバイスをしてくださった畠中雅子さんと技術評論社の佐藤民子さんには大変お世話になりました。本書の内容に誤り等ありましたら、私の勉強不足によるものです。

2018年3月
ファイナンシャル・プランナー　新美昌也

キーワード索引

●あ
- 悪質商法 191
- 移送費 63
- 医療型ショートステイ 122
- 医療費控除 54, 160
- 医療費控除の特例 57
- 遠距離介護 166
- お泊まりデイ 118

●か
- 海外療養費 62
- 介護医療院 141
- 介護休暇 168
- 介護休業 167
- 介護休業給付 169
- 介護給付 104
- 介護保険負担割合証 110
- 介護保険料 82
- 介護予防・日常生活支援総合事業 130
- 介護予防給付 104
- 介護予防居宅サービス 104
- 介護療養型医療施設 141
- 介護老人福祉施設 138
- 介護老人保健施設 140
- 家族会 79
- 看護小規模多機能型居宅介護 123
- 患者申出療養 35, 39
- がん保険 70
- 基本チェックリスト 95
- 居宅サービス 104
- 居宅療養管理指導 115
- 区分支給限度基準額 108
- グループホーム 139
- 軽費老人ホーム 142
- 限度額適用認定証 47
- 高額医療・高額介護合算療養費制度 156
- 高額医療費貸付制度 47
- 高額介護（予防）サービス費 154
- 高額療養費 39, 46
- 後見制度支援信託 198
- 高度障害保険金 164
- 高齢者向け返済特例制度 186

●さ
- サービス付き高齢者向け住宅（サ高住） 143
- 在宅医療 114
- 差額ベッド 37
- 三大疾病保障保険 72
- 暫定ケアプラン 93
- 市区町村独自の高齢者向けサービス 132
- 施設サービス 105
- 失業給付（失業保険） 60
- 指定代理請求制度 69, 181
- 社会福祉法人等による利用者負担軽減 159
- 社会保険料控除 161
- 就業不能保険 72, 183
- 住宅改修 128
- 住宅ローンの疾病保障 183
- 出産育児一時金、出産手当金 63
- 障害者控除 161
- 障害者総合支援法の介護給付 131
- 傷害特約 183
- 障害年金 164
- 傷害保険の後遺障害保険金 183
- 小規模多機能型居宅介護 122
- 消費者センター 191
- 所得補償保険 72
- 傷病手当金 59
- ショートステイ 121
- 新型個人賠償特約 183
- 身体介護 112
- スイッチOTC薬控除 57
- 生活援助 112
- 生計を一にする 55
- 生命保険の高度障害保険金 183
- 生命保険料控除 161, 177
- 世帯合算 48
- 世帯分離 162

セルフメディケーション税制 …………… 57
先進医療 …………………………… 35, 39
総合事業 ……………………………… 130

● た ●
第 1 号被保険者 ……………………… 80
第 2 号被保険者 ……………………… 80
多数回該当 …………………………… 48
短期入所生活介護 …………………… 121
短期入所療養介護 …………………… 122
地域包括支援センター ……………… 77
地域密着型介護予防サービス ……… 105
地域密着型介護老人福祉施設
　　　入所者生活介護 ……………… 139
地域密着型サービス ………………… 105
地域密着型通所介護 ………………… 119
通所介護 ……………………………… 118
通所サービス ………………………… 130
通所リハビリテーション …………… 120
定期巡回・随時対応型
　　　訪問介護看護 ………………… 116
デイケア ……………………………… 120
デイサービス ………………………… 118
特定施設入居者生活介護 …………… 147
特定疾病保障保険 …………………… 72
特定疾病療養受領証 ………………… 53
特定入所者介護サービス費 ………… 158
特定福祉用具販売 …………………… 126
特別養護老人ホーム（特養）……… 138

● な ●
難病医療費助成制度 ………………… 52
日常生活自立支援事業 ……………… 189
入院時食事療養費 …………………… 31
入居一時金 …………………………… 149
任意後見制度 ………………………… 197
認知症カフェ ………………………… 79
認知症対応型共同生活介護 ………… 139
認知症対応型通所介護 ……………… 119
認知症保険 …………………………… 181

● は ●
福祉用具相談専門員 ………………… 124
福祉用具貸与 ………………………… 124
福祉用具レンタル …………………… 124
不動産担保型生活資金 ……………… 186
振り込め詐欺 ………………………… 191
法定後見制度 ………………………… 193
訪問介護 ……………………………… 112
訪問看護 ……………………………… 116
訪問サービス ………………………… 130
訪問入浴介護 ………………………… 115
訪問リハビリテーション …………… 114
ホームヘルプ ………………………… 112
保険外併用療養費 …………………… 34
補足給付 ……………………………… 158

● ま・や・ら ●
埋葬料および埋葬費 ………………… 63
マイホーム借上げ制度 ……………… 187
ミニ保険 ……………………………… 177
民間医療保険 ………………………… 64
民間介護サービス …………………… 133
民間介護保険 ………………………… 174
民事信託 ……………………………… 199
無料低額診療事業 …………………… 53
夜間対応型訪問介護 ………………… 117
有料老人ホーム ………………… 145, 148
要介護状態区分 ……………………… 94
要介護認定 …………………………… 87
リバースモーゲージ ………………… 184
リフォーム …………………………… 128
リフォーム減税 ……………………… 163
リフォーム融資 ……………………… 186
療養費 ………………………………… 63
老健 …………………………………… 140
労災保険 ……………………………… 61

●著者プロフィール

畠中 雅子（はたなか まさこ）
新聞・雑誌・ウェブに20本前後の連載を持つほか、講演、相談業務、ひきこもりのお子さんがいるご家庭への生活設計アドバイスなども行う。高齢者施設への住み替え資金アドバイスを行う「高齢期のお金を考える会」を主宰。自身でも、250か所を超える高齢者施設を見学している。『50歳からのハッピーリタイア準備』（宮里惠子氏との共著、技術評論社）、『貯金1000万円以下でも老後は暮らせる!』（すばる舎）など、著書は60冊を超える。

新美 昌也（にいみ まさや）
2004年よりファイナンシャル・プランナー（CFP）として、相談業務、講演、執筆などを行う。民間介護保険に詳しいFPとして、新聞、雑誌などの取材に多数協力している。介護のお金をテーマにした講演会を、おもにカルチャーセンターや労働組合などで行っている。近著に『高齢者向け住まい＆介護に備える入門ガイドブック～安心介護・住み替えを支える老後資金も！～』（共著、アール・シップ）がある。

カバーデザイン：加藤愛子（オフィスキントン）
イラスト：西脇けい子
本文デザイン・レイアウト：田中 望（Hope Company）

本書のご感想は下記の宛先まで書面にてお送りください。弊社ホームページからメールでお送りいただくこともできます。

【書面の宛先】
〒162-0846　東京都新宿区市谷左内町21-13
株式会社技術評論社　書籍編集部
「これで安心！入院・介護のお金　知らないと損する48のこと」係

■技術評論社ホームページ
http://gihyo.jp/book

これで安心！
入院・介護のお金
知らないと損する48のこと

2018年　4月25日　初　版　第1刷発行
2018年　6月27日　初　版　第2刷発行

著　者　畠中雅子、新美昌也
発行者　片岡　巖
発行所　株式会社技術評論社
　　　　東京都新宿区市谷左内町21-13
　　　　電話　03-3513-6150　販売促進部
　　　　　　　03-3513-6166　書籍編集部
印刷／製本　日経印刷株式会社

定価はカバーに表示してあります。

本書の一部または全部を著作権法の定める範囲を越え、無断で複写、複製、転載、テープ化、ファイルに落とすことを禁じます。

©2018　畠中雅子、新美昌也

造本には細心の注意を払っておりますが、万一、乱丁（ページの乱れ）や落丁（ページの抜け）がございましたら、小社販売促進部までお送りください。送料小社負担にてお取り替えいたします。

ISBN 978-4-7741-9677-0　C2047
Printed in Japan